immer
im Kreis

CLAUDIA GRABOWSKI

immer
im Kreis

Wirbelnde Bilder von
Tüdelband bis Hula-Hoop

Carl Schünemann Verlag

Immer im Kreis

Was sich im Einheitsbrei der Wochentage nach Alltagstrott, Hamsterrad oder Stillstand anhört, ist hier einfach Grundgedanke des Ganzen. Immer im Kreis. Rundherum. Auf Bauchnabelhöhe. Körpermitte angespannt. Gedankenkarussell aus, Hüftkarussell an. Der Taillentanz beginnt mit dem Partner Hula-Hoop: Spielzeug, Sport- und Fitnessgerät sowie Glücksreif in einem.

Die hier im Buch gezeigten 71 Aufnahmen von Menschen, die in unterschiedlichster Art und Weise den Hula-Hoop benutzen, sind – genau wie die »Frauen, die schaukeln« im ersten Buch – ein Teil meiner Sammlung von alten privaten Fotografien. Gesucht, gefunden und zusammengetragen bei stundenlangem Stöbern auf etlichen Flohmärkten. Oder sie haben durch den Austausch mit anderen Fotoverliebten und Anhängern der Vernacular Photography, der Alltags-Amateur-Fotografie, den Weg in meine Schubladen und Kisten gefunden, die mehr oder eher weniger nach Themen sortiert sind. Dennoch kann ich immer genau sagen, wo sich welches Bild befindet, denn einmal in der Hand gehabt und gesehen, vergesse ich es nicht. Weder das Foto noch die abgelichteten Personen. Für manche wirkt es verstörend, Fotos von fremden Menschen zu sammeln oder sich diese gar an die Wand zu hängen. Mir dagegen gibt es ein beruhigendes Gefühl. Jedes Foto seltsam vertraut, trotz unbekannter Gesichter und Landschaften. Menschen, die längst verschwunden sind, geben Raum für Interpretationen des Lebens. Durch das Zeigen in Buchform, bei Lesungen, Ausstellungen oder auf instagram.com/verinnerung sind die Menschen nicht vergessen, private Schnappschüsse werden zu Zeitdokumenten und gewähren Einblicke in ihre Lebensumstände. Lassen teilhaben an ihren Glücksmomenten, an ihrer Trauer, an Familienfeiern, an Abschieden, Wiedersehensfreude oder an Urlauben. Die Vergangenheit war mir schon immer näher als die Zukunft.

Die Fotos dieser Hula-Hoop-Serie sind etwa ab 1880 bis in die 1970er-Jahre entstanden, wobei die zeitliche Einordnung der älteren Fotos bis 1900 lediglich eine grobe Schätzung ist. Es sind keine konkreten Jahreszahlen auszumachen. Die Beschaffenheit, die Ausführung und die Formate der Fotografien lassen allerdings Rückschlüsse auf ihren Entstehungszeitraum zu. So sind 17 Fotos sogenannte Carte de Visite und Kabinettkarten, die in Fotoateliers als Porträtaufnahmen angefertigt worden sind. Zunächst in Visitenkartengröße. Durch die Weiterentwicklung der technischen Möglichkeiten später auch in immer größeren Formaten. Das dünne Fotopapier wurde dabei auf Karton fixiert. Auch die Farbe der Pappe und die Art der Beschriftung kann als ungefähre Datierungsmethode herangezogen werden. Von 1900 bis zum Ersten Weltkrieg hat sich das Postkartenformat als Standard etabliert. Die Dicke des neuen Fotopapiers genügte, das Aufkleben auf Karton war nicht mehr nötig.

Die abgedruckte Fotoauswahl zeigt eine große Bandbreite der variablen Funktionen des Reifs und der durch ihn ausgelösten Emotionen. Von purer Lebensfreude über Gruppengymnastik bis zur starren Pose im Fotoatelier. Die ersten beiden Bilder, die ich zu diesem Thema fand, sind gute Beispiele dafür. Allerdings hatte ich diese nicht wegen des Hula-Hoop mitgenommen, sondern wegen der Ausstrahlung der Protagonistinnen. Die Dame auf dem Startfoto meiner Sammlung dreht sich ausgelassen und sorgenfrei in ihrem kleinen 1950er/1960er-Jahre-Wohnzimmer. Der spitze Partyhut auf ihrem Kopf zittert mit vor Freude und bei jeder Runde. Kontrastprogramm dagegen das junge Mädchen im Fotostudio. Ganz steif steht sie da vor bemalter Atelierwand. Traurig die Augen. Kein Lächeln. Die benötigte Zeit der Belichtung lässt keine Bewegung zu. Auch keine der Mundwinkel. Der Reif aus Holz, ein gängiges Spielzeug, wurde ihr als Requisit in die linke Hand gedrückt. Damit sie etwas zum Festhalten hat in dieser ungewohnten Umgebung mit dem großen Kamerakasten vor ihr.

Die Sammlung zeigt auch: Der Hula-Hoop überwindet Grenzen. USA, England, Frankreich, Russland, Deutschland oder Italien, egal ob jung oder alt, Frau, Mann, Jungs oder Mädels. Gehoopt wird überall, in jedem Alter, unabhängig vom Geschlecht – sogar der Weihnachtsmann ist auf einem Foto mit Reif abgelichtet.

Wie Coca Cola, die Jeanshose oder der Rock'n'Roll prägt der Hula-Hoop das Lebensgefühl der 1950er-Jahre und lässt die Massen mit den Hüften kreisen. Zu verdanken ist dies Arthur Melin und Richard Knerr (übrigens auch die Erfinder der Frisbeescheibe) von der Spielzeugfirma Wham-O in Carson, Kalifornien. Nach australischem Vorbild aus Bambus bringen sie 1958 einen bunten Plastikring auf den Markt. Das neue stabile und gleichzeitig leichte Material Marlex macht es möglich. Sie benennen ihr Produkt zusammengesetzt aus dem hawaiianischen Wort für Tanz und dem englischen Begriff für Reif: Hula-Hoop eben. Hula ist der »Herzschlag des hawaiianischen Volkes« und wird unterteilt in kahiko, den alten Hula, und in 'auana, die moderne Interpretation. Kahiko ist der zeremonielle, traditionelle, erzählende Tanz, begleitet von Trommeln und Gesang.

Mit Gesten und fließenden Bewegungen werden Geschichten erzählt. 'Auana dagegen ist beeinflusst von westlicher Musik und europäischen Melodien und entstand Ende des 19. Jahrhunderts. Die Namensgebung für den Reif geht wahrscheinlich auf letzteren Tanz zurück. Dazu muss man wissen, dass Hawaii, »the american paradise in the pacific«, schon immer Begehrlichkeiten seitens der USA geweckt hat. Nach der Entdeckung 1778 durch James Cook strömen europäische Missionare auf die Inseln, verbieten den Hulatanz und was sonst mit hawaiianischer Kultur zu tun hat. Der Hula wird ins Verborgene gedrängt. Die Amerikaner erkennen das ökonomische Potenzial der Ananas- und Zuckerrohrplantagen (die mit Arbeitern aus Europa bestellt werden, die ihrerseits die Ukulele ins Land bringen und somit den 'auana beeinflussen) und wollen freien Zugang zum US-Markt; vor allem wollen sie das Land. Da Besitztum in der Welt der Native Hawaiians nicht existiert, haben sie leichtes Spiel. 1898 annektieren die USA Hawaii, bis dahin ein souveräner Inselstaat im Pazifik. In den 1950er-Jahren werden die amerikanischen Bestrebungen und das Interesse daran, dass Hawaii ein Teil der USA wird, immer stärker. Das Aufkommen der Flugreisen und des Massentourismus unterstützt dies. Ukulelesound, Hawaiihemd, Blumenketten – die Südseemode befeuert die Sehnsucht nach der Ferne. Der Hula-Hoop passt mit seinem exotischen Namen und dem Hüftschwung, wenn auch ohne Baströckchen, ganz gut ins Bild. 1959 wird Hawaii der 50. Bundesstaat der USA. Neben touristischen Aufführungen kommt dem Hula heute wieder eine wichtige kulturelle Bedeutung zu, mit der sich die Native Hawaiians auf ihre Wurzeln besinnen. Im Bemühen um mehr Autonomie ist dieser Tanz auch als ein politisches Statement zu verstehen.

Melin und Knerr lösen Ende der 1950er-Jahre einen wahnsinnigen Hula-Hoop-Hype aus. Die Welle schwappt von Amerika über den ganzen Globus und erfasst nicht nur Kinder, sondern auch Erwachsene. Dass der Hüftschwung die biedere Prüderie und Steifheit der 1950er-Jahre in Deutschland etwas auflockert, ist da schönes Beiwerk. Oder der Grund für den Erfolg. Was sonst nur Elvis Presley auf der Bühne vermag, ist jetzt auch für jeden auf der Straße schicklich. Nur nicht in Japan. Dort wird der Hula-Hoop wegen Anzüglichkeit verboten; die offizielle Begründung: gebrauchsuntauglich.

Neun der hier gezeigten Fotos lassen sich genau auf das Erfindungsjahr datieren. Auch das Titelbild stammt von 1958. Es zeigt den Boxpromoter Jack Solomons, wie er mit Zigarre im Mund in seinem Londoner Büro den Reif kreisen lässt. Auf der Rückseite des Fotos wird er zitiert: »Wonderful for the stomach muscles. We must bring it into training schedules.« (»Wunderbar für die Bauchmuskeln. Wir müssen es in den Trainingsplan mit einbauen.«)

Hula-Hoop ist der erste Fitnesstrend der Welt, ein Massenphänomen. In den ersten vier Monaten werden 25 Millionen Stück verkauft, nach zwei Jahren sind es 100 Millionen Plastikreifen. Vielleicht ist es genau der richtige Zeitpunkt: 13 Jahre nach dem Zweiten Weltkrieg befindet sich die Weltwirtschaft in einer Rezession, die Menschen sehnen sich nach Ablenkung und nach etwas Leichtigkeit. Mit dem Hula-Hoop kann man sich ins Pazifikparadies träumen, sich für eine Weile von der Welt drehen.

Anfang der 1960er-Jahre endet der Hula-Boom so schnell, wie er gekommen war. Angeblich wurden die restlichen Kunststoffringe als Reifröcke für Pettycoats verwendet. Als 1982 die nächste wirtschaftliche Krise die Welt erfasst, erlebt der Hula-Hoop ein kurzes Revival. Barry Shapiro, der damalige Executive Vice President und General Manager von Wham-O erklärte: »Wham-O has always felt that when the world is in kind of a messy way and people are unhappy, something like the hoop lets them just forget everything while they go spinning around.« (»Wham-O hat schon immer gespürt, wenn die Welt in Unordnung gerät und die Menschen unglücklich sind, denn etwas wie der Hoop lässt sie einfach alles vergessen, während sie ihn kreisen lassen.«)

Doch Obacht! Nicht Melin und Knerr haben das Rad bzw. den Reif neu erfunden. Die alten Ägypter spielen bereits 1000 v. Chr. mit Reifen aus getrockneten Gräsern und Traubenreben. Eine Vase aus dem 5. Jahrhundert v. Chr. zeigt Ganymed aus der griechischen Mythologie, wie er mit seiner rechten Hand einen Reifen führt, während er in der linken einen Hahn hält. Die Vase befindet sich heute in der Sammlung des Louvre in Paris. Die Griechen benutzen den Reif als Sportgerät. Er wird mit beiden Händen oder mit einem Stock über den Boden gerollt. In seiner medizinischen Abhandlung um 400 v. Chr. empfiehlt der Arzt Hippokrates das Reifentreiben sogar ausdrücklich: Es diene der Ertüchtigung, der Gesundheit und der Kondition. Die Native Americans verwenden den Reif zunächst als Hilfsmittel zur Verbesserung ihrer Jagdtechnik. Durch einen rollenden Reifen werden Speere geworfen und Pfeile geschossen. So lernen die Kinder spielerisch die lebensnotwendigen Fertigkeiten. Den Reif als Symbol für den Kreislauf des Lebens, ohne Anfang und Ende, als Zeichen für Unendlichkeit und Einheit benutzen sie ebenso zum Tanzen. Um Harmonie herzustellen, zum Schutz vor bösen Geistern sowie zur Übermittlung von

Geschichten. Die Reifen stellen dabei Tiere und Elemente dar. Die Native Americans gelten als Vorreiter des Hoopdance. Im 18. Jahrhundert setzt sich der Holzreif als Spielzeug durch. Überall auf den Straßen treiben Kinder Reifen vor sich her. Dabei schubsen sie sie, genau wie schon die Griechen und Native Americans, mit kleinen Holzstöckchen oder mit der flachen Hand über das Pflaster. Es erfordert Konzentration und Geschicklichkeit. Es gilt, den Reif so lange wie möglich laufen zu lassen und dabei auch noch schnell zu sein. Nicht selten werden Wettkämpfe in der Nachbarschaft ausgetragen.

In Norddeutschland, speziell auch in Bremen, spricht man, wenn es um das Reifentreiben geht, vom Tüdelband oder auch vom Trudel- oder Trünelband. Diese plattdeutschen Begriffe bezeichnen einen Radreifen aus Eisen, der vor der Erfindung von Gummireifen die hölzernen Räder von Kutschen, Karren und Wagen oder auch Holzfässer zusammengehalten hat. Die Kinder benutzen diese genau wie die Holzreifen. Sie sind nur schwerer und etwas behäbiger, liegen dafür aber oft am Straßenrand und warten auf Laufkundschaft. 1911 schreiben die Brüder Ludwig, Leopold und James Wolf das plattdeutsche Lied »An de Eck steih'n Jung mit 'n Tüdelband«. Im Laufe der Zeit wird das Lied weiterentwickelt, erfreut sich großer Beliebtheit und gehört heute zum Hamburger Volksliedgut. Seit 2019 ziert eine Bronzestatue das ehemalige Wohnhaus von Ludwig Wolf in der Hamburger Neustadt. Sie zeigt natürlich einen Jungen mit einem Reifen – einem Tüdelband.

Auf einem Foto in der Sammlung rollt ein kleines Mädchen am linken Bildrand einen Reifen auf einer vollkommen leeren Straße. Keine Autos, keine anderen Menschen sind zu sehen. Wohnhäuser zu beiden Seiten rahmen die Straße ein, die sich am Ende nach rechts verabschiedet. Juni 1932. Bezirk Spandau, Hakenfelde, Waldsiedlung. Das Bild wurde von der Landesbildstelle Berlin aufgenommen. Der Grund bleibt ungenannt.

Zusammen mit den bereits erwähnten Kabinettkarten sind 24 Bilder in Fotoateliers entstanden. 25, wenn eine Postkarte aus Rimini mit mehreren Abbildungen eines kleinen Mädchens dazugezählt wird. Der Reif wird dabei weder gerollt noch um irgendein Körperteil geschwungen, sondern mit der Hand gehalten. Er dient Mädchen wie Jungen, mal allein, mal mit Geschwistern, mit der Mutter oder zweimal auch mit der ganzen Familie, als Requisite. Er soll vor allem den Kindern helfen, vor der Kamera stillzustehen oder zu sitzen. Der Reif als ein vertrauter Komplize.

Die Aufdrucke auf den Vorder- und Rückseiten der Bilder geben Auskunft über Namen und Orte der Ateliers. So sind Lyon, Ludwigshafen und Lehrte genannt. Paris, die Rue de Amsterdam 24, sowie das Studio von Francesco Reale in der Corso Vittonio Emanuele 24 in Rom sind auch dabei. Oder die Photographische Kunst-Anstalt Oskar Köhler in Chemnitz. Ein Fotoatelier hat seinen Sitz in Bremen, im Fehrfeld 61: Theodor Liebert, Atelier für moderne künstlerische Photographie. Die Akte mit der Signatur 4.75/5-3452 im Staatsarchiv Bremen gibt Informationen preis: Theodor Liebert gründet sein Geschäft im April 1903, verkauft es im Februar 1919 an seine Nachfolgerin Hermine Janssen für den Kaufpreis von 10.000 Mark, das gesamte Inventar ist dabei inbegriffen. Ein halbes Jahr später stirbt Liebert, dem Frau Janssen versprochen hat, seine Firma unter seinem Namen unverändert weiterzuführen. Aus Unwissenheit vergisst sie allerdings einen Eintrag ins Handelsregister, was ihr später vorgeworfen wird. Sie expandiert nämlich. Im Oktober 1926 eröffnet sie ein weiteres Geschäft, eine Fachhandlung für Fotobedarf ein paar Straßen weiter, ebenfalls unter dem Namen Theodor Liebert. Das verärgert einen ortsansässigen Fotografen, der 1925 in der Nähe eine Fotohandlung eröffnet hat, so sehr, dass er sie beim Handelsgericht anzeigt und ihr fortwährend Ärger bereitet. Kundentäuschung wird ihr vorgeworfen, schließlich sei Theodor Liebert nicht mehr der Inhaber. Der Eintrag ins Handelsregister wird nachgeholt, der Ärger bleibt. Es entsteht ein reger Schriftverkehr, der sich über Jahre hinzieht. Nachzulesen in der Archivakte. Nach dem Tod von Hermine Janssen wird das Unternehmen nicht fortgeführt, im Mai 1956 erlischt der Firmeneintrag im Bremer Handelsregister. Statt Fotos gibt es nun Fahrräder; am ehemaligen Standort des Ateliers befindet sich heute ein Radgeschäft mit Werkstatt. Die Geschichte ist nur ein Beispiel für die faszinierende Welt, die hinter einem Foto stecken kann.

Einen weiteren Blick in den historischen Rückspiegel des Hula-Hoop werfe ich noch. In den 1920er-Jahren taucht die Gymnastikbewegung als ganzheitliches Gesundheitskonzept auf, nach dem Motto: gesunder Geist in gesundem Körper. Die rhythmische Gymnastik vereint Bewegung mit Musik, zur Unterstützung gibt es die Geräte Keule, Ball und Reif. Im Buch gibt es zwei Fotos, auf denen der Reif zur Gymnastik oder zum Tanz verwendet wird. Auf dem einen ist es eine Ballerina, auf dem anderen eine Gruppe, die eine Darbietung zum Besten gibt. Nach dem Gymnastikpädagogen Hinrich Medau, der 1929 seine eigene Gymnastikschule gründet, kann der Reif gerollt, gedreht, geschwungen, in die Luft geworfen werden oder er gibt auf dem Boden die Richtung an. Der Reif ist

»ein Rad dessen Inneres man füllen kann. Entweder mit der Luft, die durch ihn hindurchpfeift, mit Bewegungen der Hand, die hineingleitet, mit Füßen, die hineinspringen oder mit dem eigenen Körper, der durch ihn hindurchgeht und um ihn herumschlägt.« Wenn all dies beherzigt wird, dann »erreicht man eine verfeinerte und lebendige Anpassung der Bewegung und eine dynamische Intensität, die Anzeichen für eine totale Bewegung ist.«

Dieser komplexe Bewegungsablauf ist auch bei den mittlerweile vielen offiziellen Weltrekorden rund um den Hula-Hoop erforderlich. So liegt der Dauerrekord bei 100 Stunden am Stück (Stand November 2019). Die Anzahl der meisten Hula-Hoop, die gleichzeitig um einen Körper gekreist sind, beträgt 200 (Stand November 2015). Sogar der 100 Meter Sprint ist mit dem Kreisen eines Reifs bewerkstelligt worden: 1994 in 13,84 Sekunden. Oder ein Marathonlauf 2012 in London mit 5 Stunden, 5 Minuten und 57 Sekunden. Schneller als so mancher ohne den Hoop. Und die meisten Umdrehungen in einer Minute liegen bei 243 (Stand März 2012). Das sind 4,05 Umdrehungen pro Sekunde. Erst Anfang 2022 wurde in Deutschland in der Disziplin Unterarmstütz-Dauer-Hula-Hooping ein Weltrekord mit 6,34 Minuten aufgestellt. Ja, das gibt es wirklich, der Körper liegt dabei waagerecht in der Planking-Position über zwei Tischen mit Abstand, sodass die Hüften frei kreisen können und der Reif um den Körper bewegt wird.

Das Material und die Funktion haben sich im Laufe der Zeit geändert, aber der Reif, der Hula-Hoop, ist immer positiv besetzt. Bereits vor und besonders während der Coronapandemie ab März 2020 hat sich eine immer größere Hoop-Community gebildet. Der eingeschränkte Bewegungsradius bringt den Bewegungskreis wieder in die Wohnzimmer. Dabei gilt: Körperkontakt herstellen. Den Reif an den unteren Rücken ansetzen, Bauch anspannen, den Hoop gerade wegschwingen und in der Bewegung gegen den Reif drücken. Das richtige Drehmoment finden. In den Rhythmus, in den Flow kommen. Von diesem Zustand spricht man, wenn man weder unter- noch überfordert ist, wenn alle Bewegungsabläufe automatisch passieren, wenn der Kopf abschaltet, keine Konzentration vonnöten und man im Hier und Jetzt ist. Den Reif ausfüllen und dabei selbst erfüllt sein.

Es wird unterschieden zwischen Hoop-Fitness und Hoop-Dancing. Ersteres ist ein Training zur Stärkung der Körpermitte, von Bauch und Rücken. Der Reif dient dabei eher als Gewicht. Das Dancing ist ein All-Body-Workout. Hals, Schulter, Knöchel, Fuß, rauf und runter. Kein Körperteil bleibt ausgespart. Es gibt Tricks, ganze Choreografien, die verschiedensten Hand- und Kunstgriffe, immer mit der Devise: dranbleiben. Scheitern ist ausdrücklich erlaubt. Ohne Fehler kein Erfolgserlebnis. Wenn der Hoop runterfällt, heißt es: weitermachen, bis der Trick funktioniert.

Hooping ist ein Zusammenspiel aus Körperbeherrschung, Lebensfreude, Meditation und Entspannung, das letztendlich zu mehr Selbstbewusstsein und Leichtigkeit führt und daher für viele die Faszination ausmacht. Es ist die schönste und zugleich sympathischste Art, im Mittelpunkt zu stehen und um sich selbst zu kreisen. Der Hula-Hoop ist ein Glücksreif für alle Glücksreifen.

Claudia Grabowski
Bremen 2023

*Hooping makes
the world go round.*

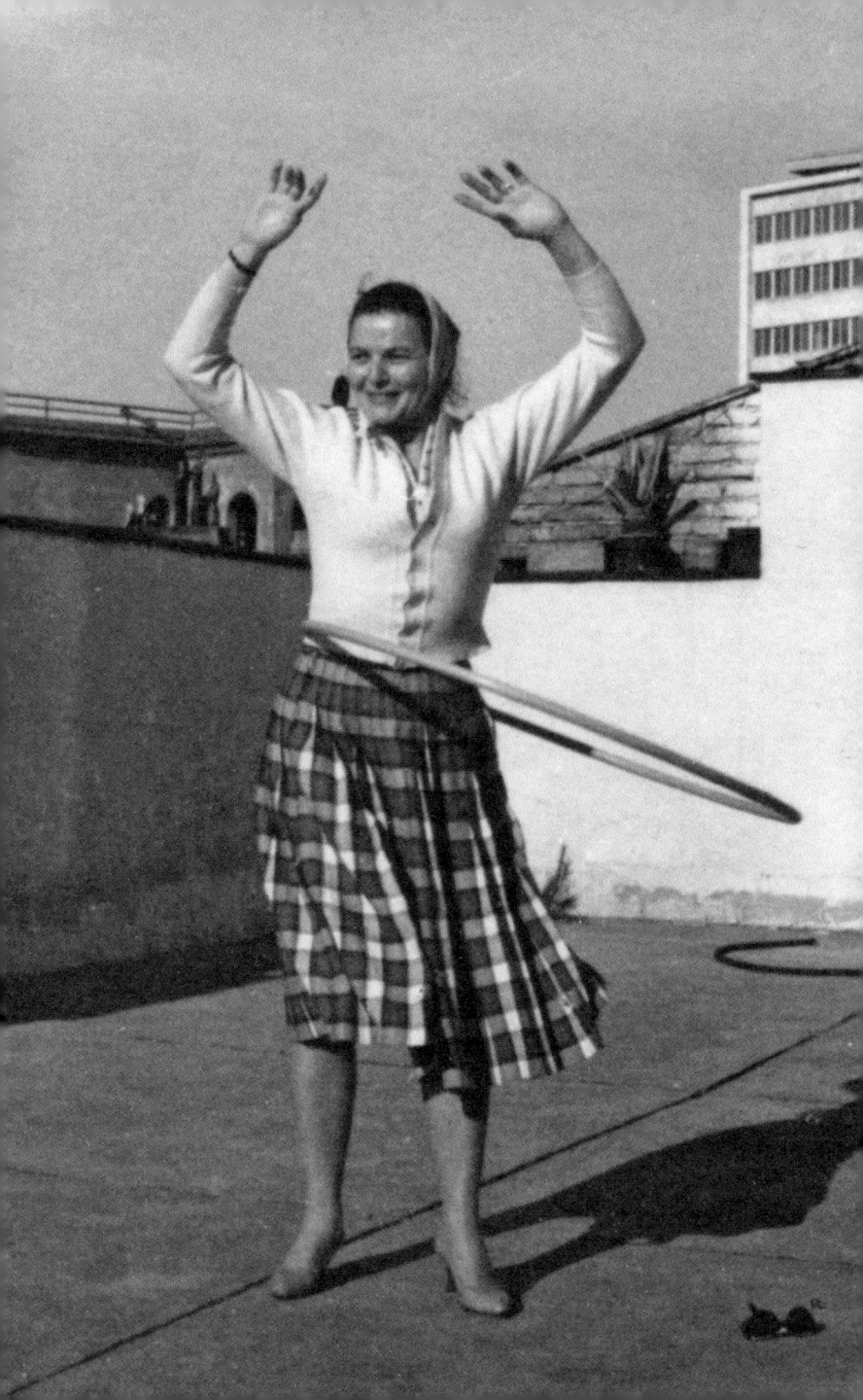

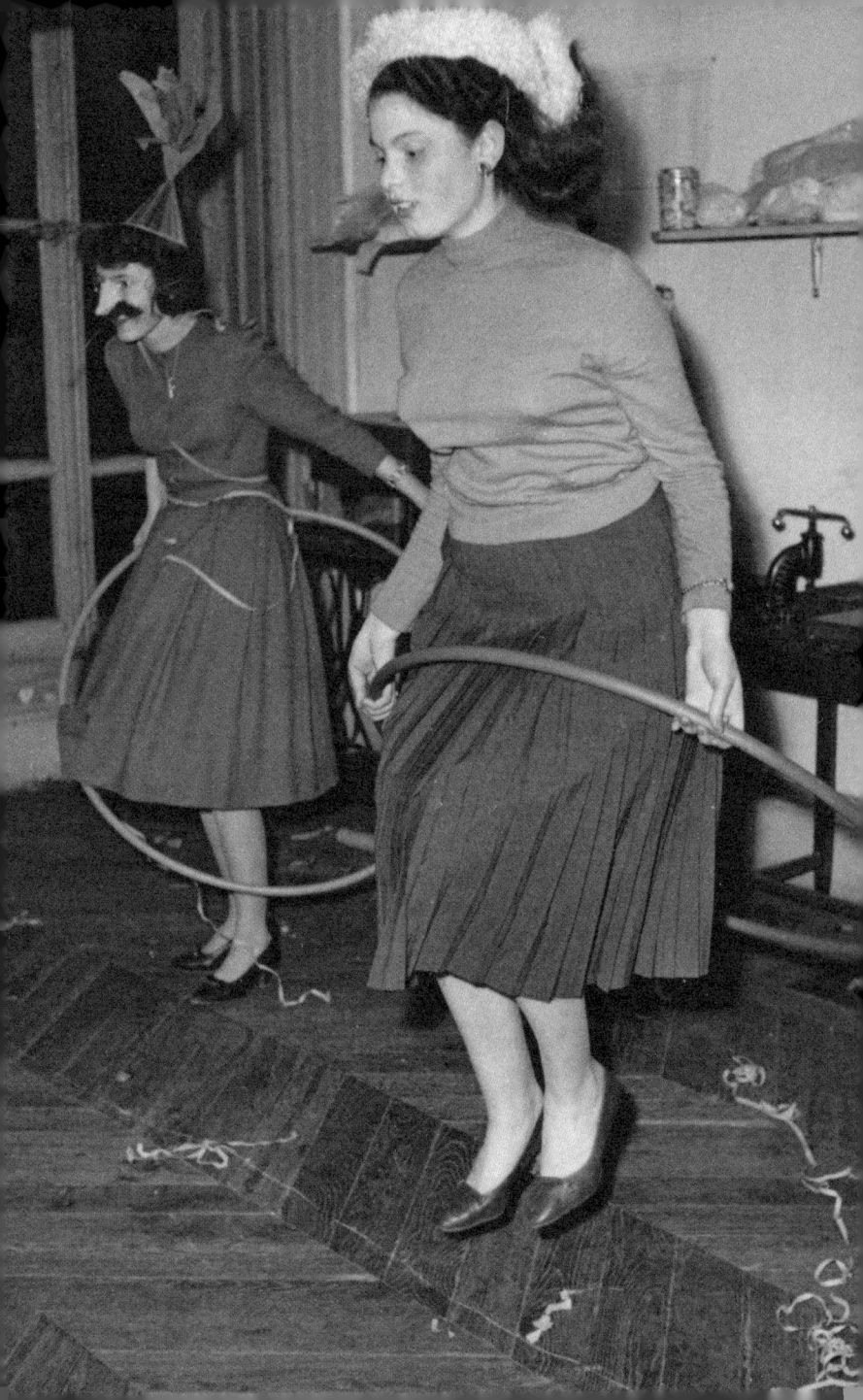

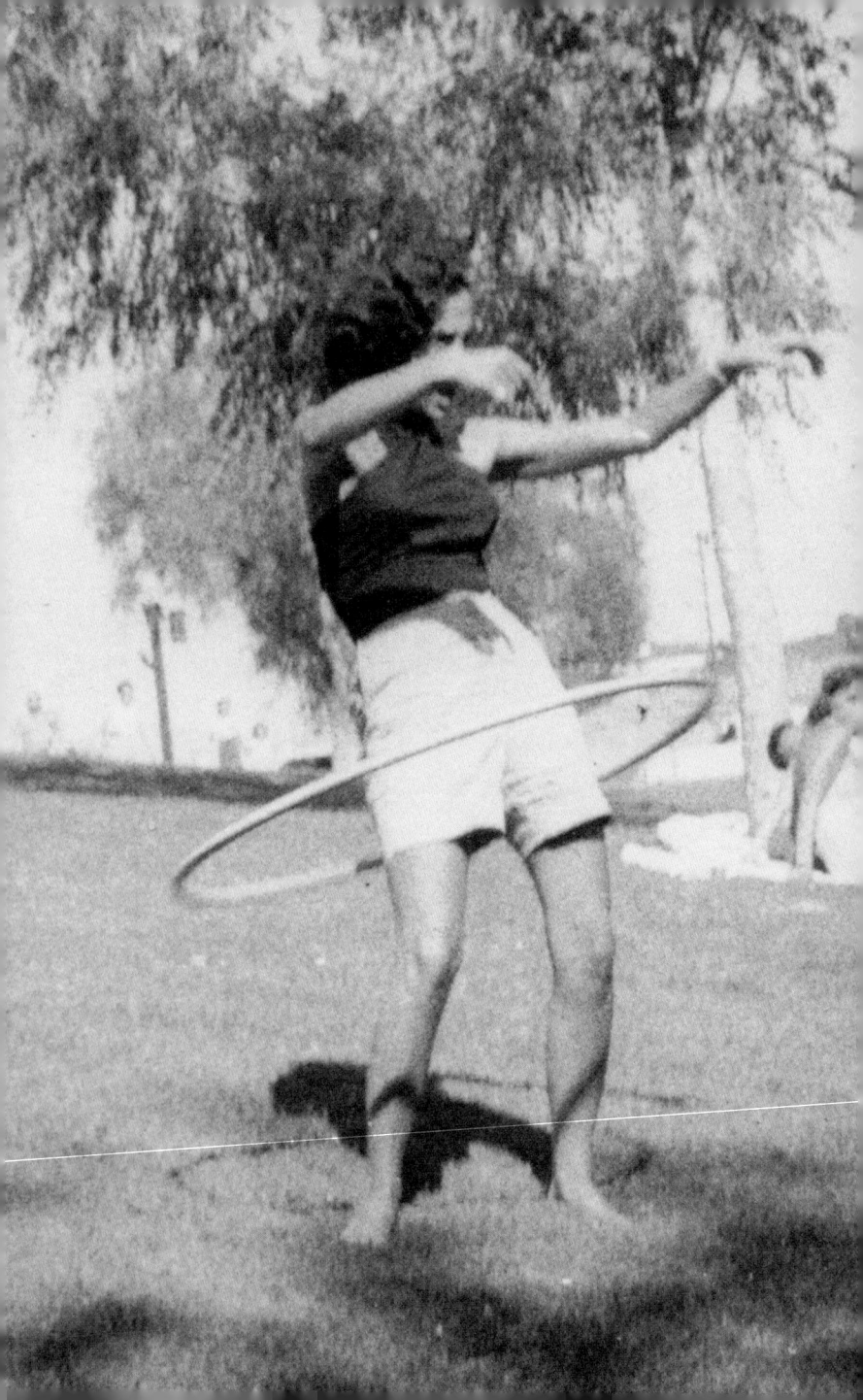

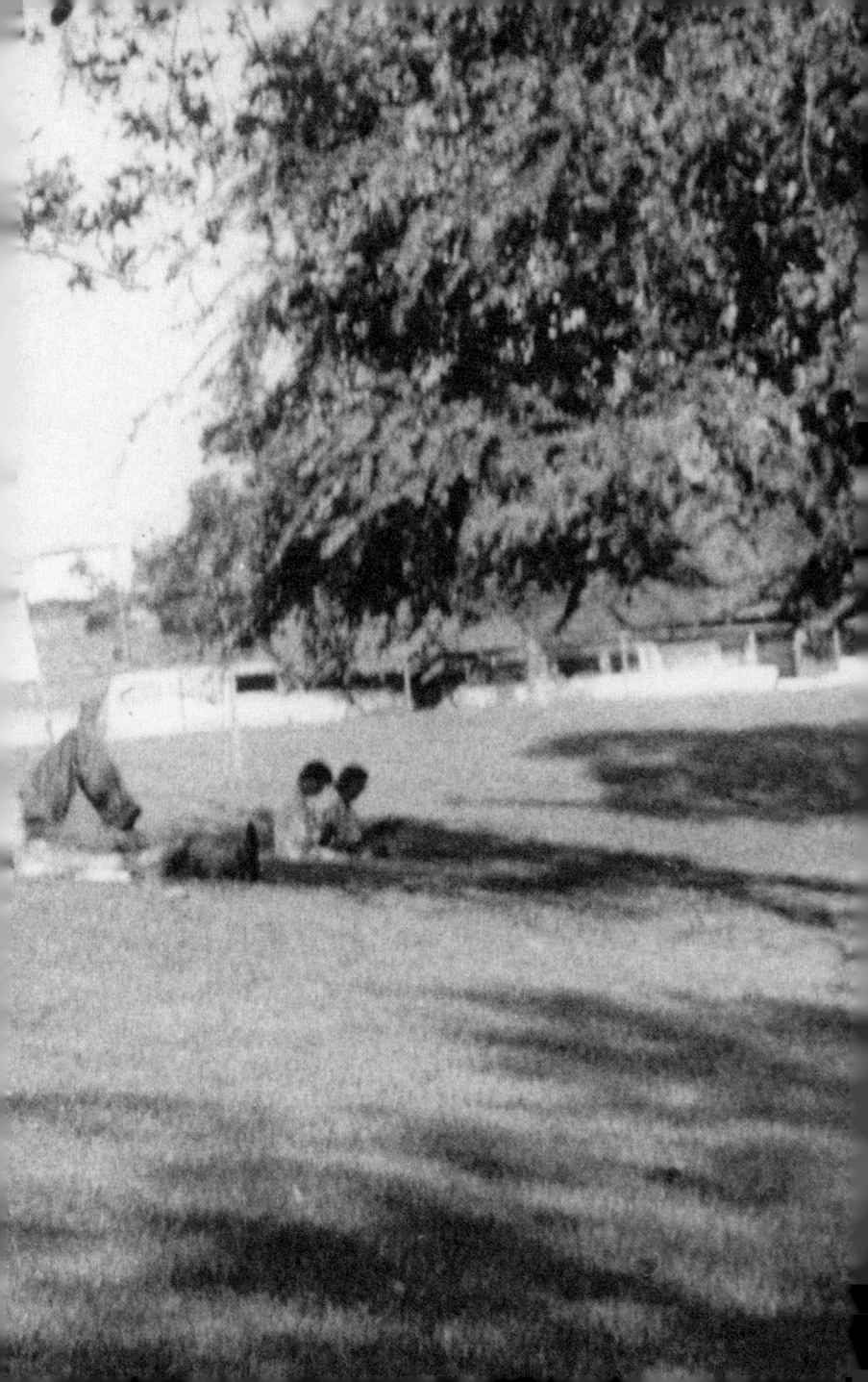

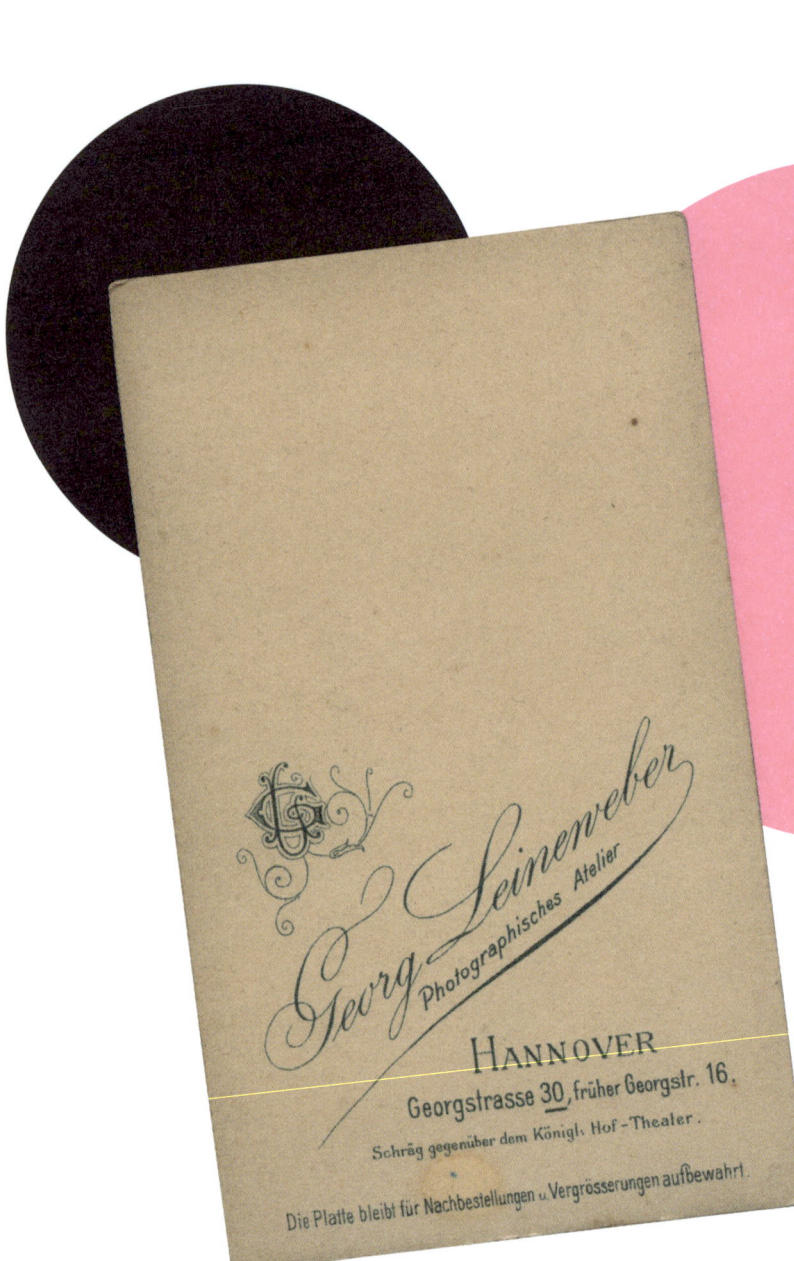

Georg Leineweber

Photographisches Atelier

HANNOVER

Georgstrasse 30, früher Georgstr. 16.

Schräg gegenüber dem Königl. Hof-Theater.

Die Platte bleibt für Nachbestellungen u. Vergrösserungen aufbewahrt.

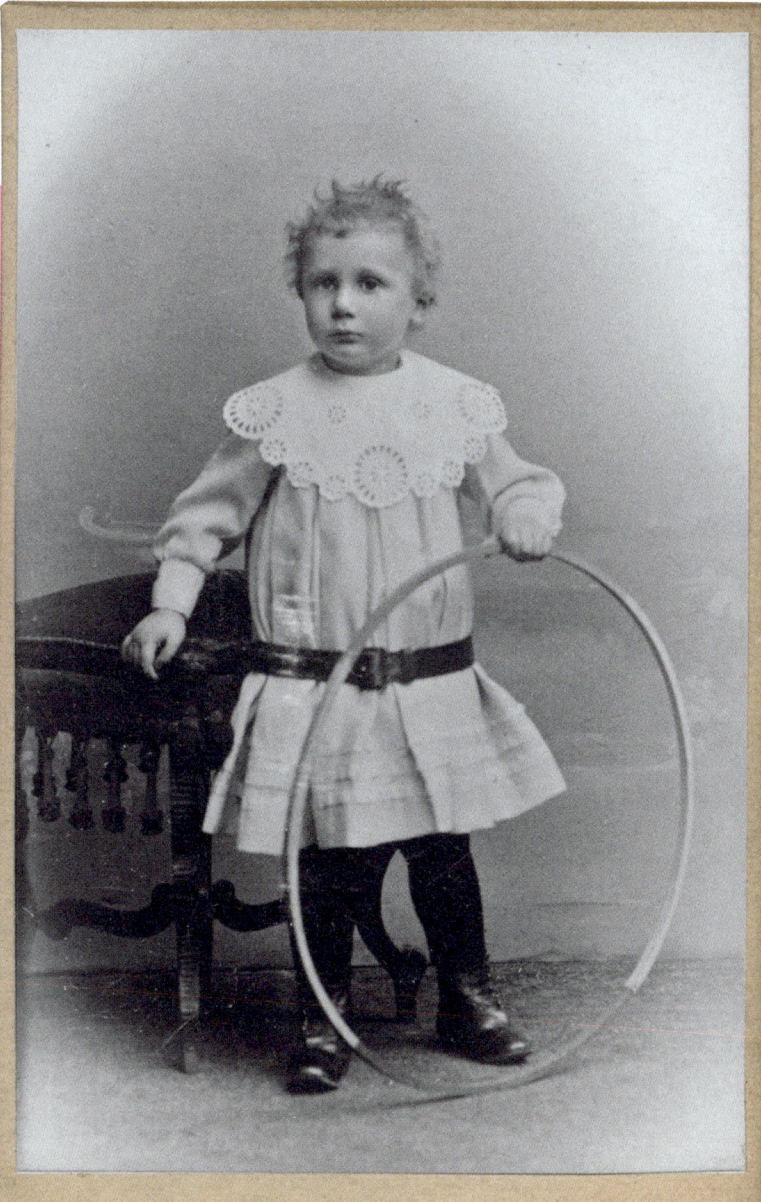

LEINEWEBER   HANNOVER.

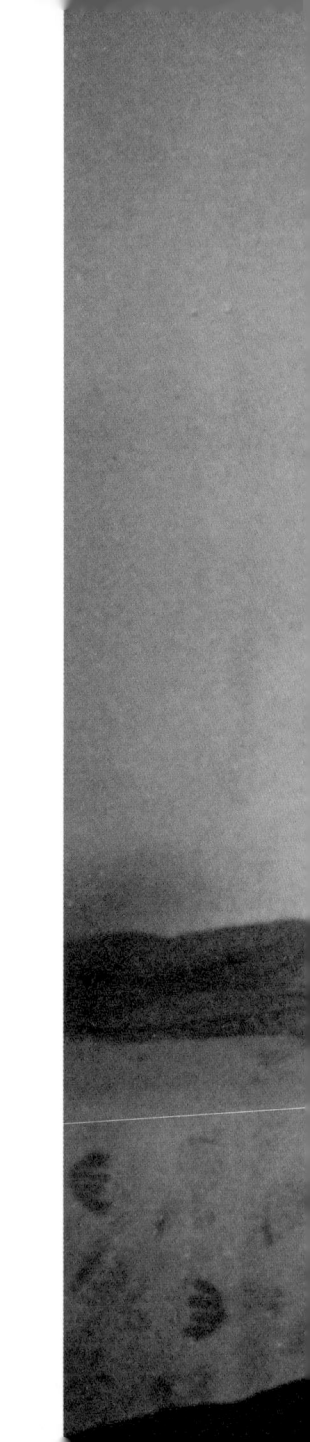

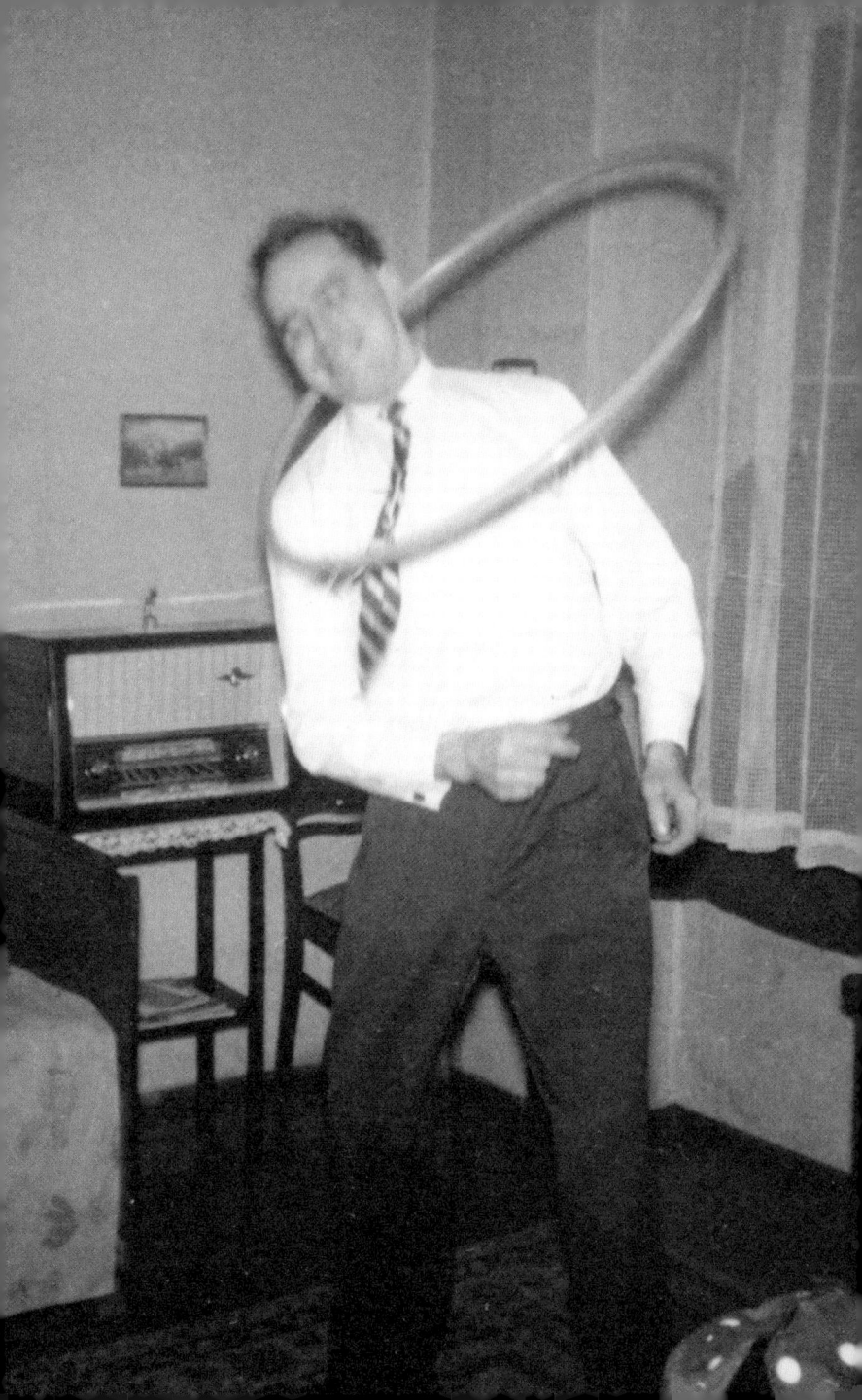

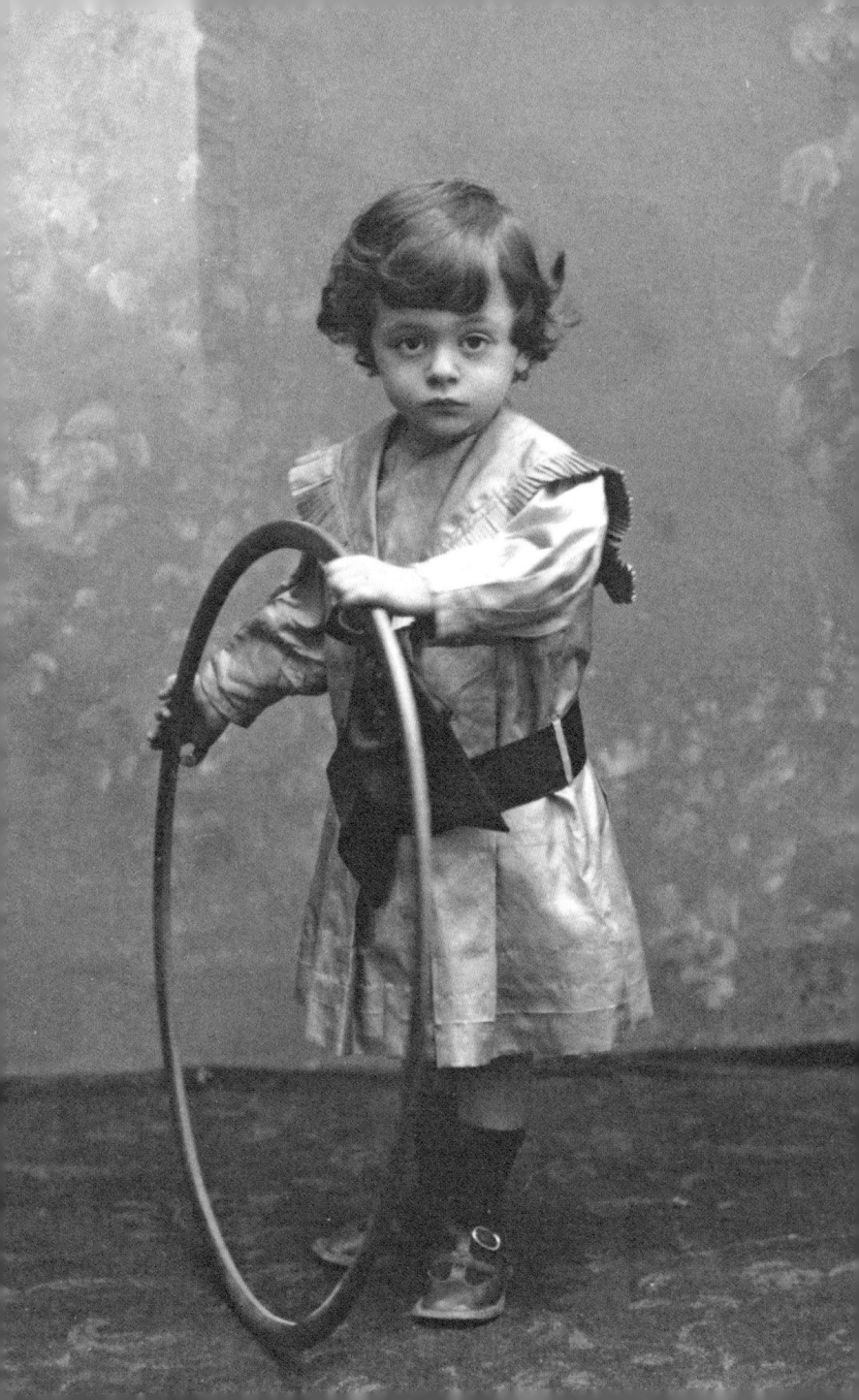

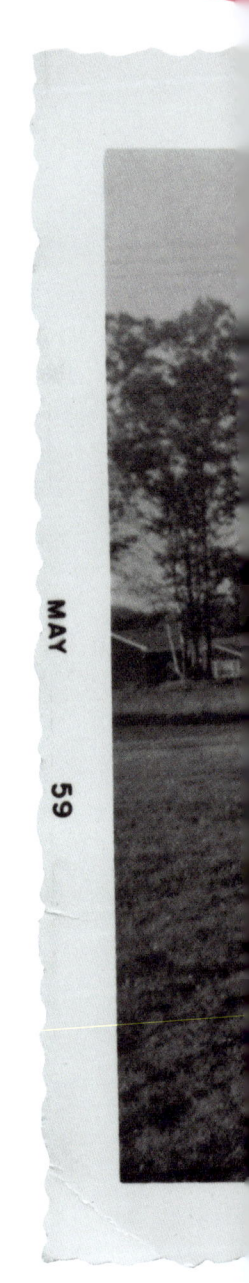

MAY

59

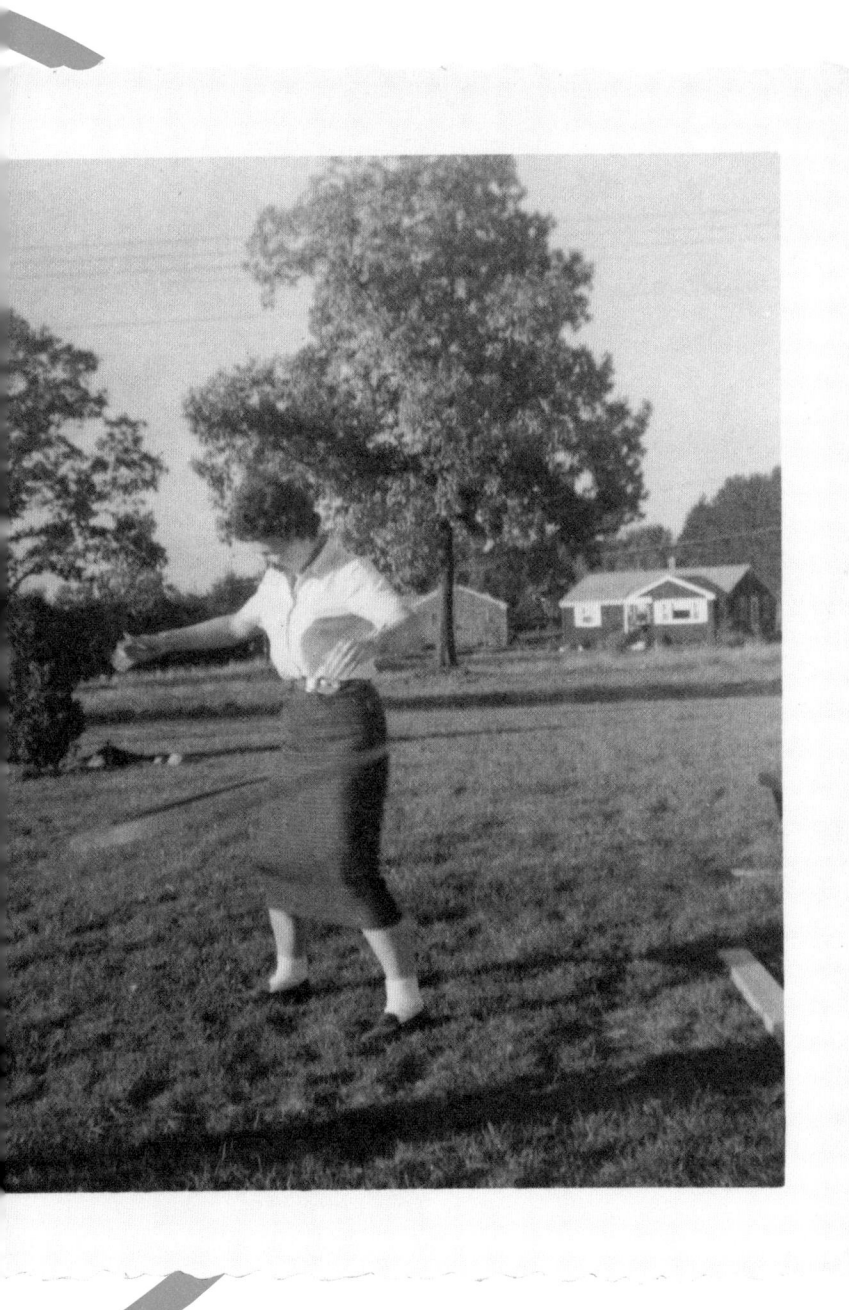

Francesco Reale

— ROMA —

CORSO VITTORIO EMANUELE, 24.

(INGRESSO CARROZZABILE)

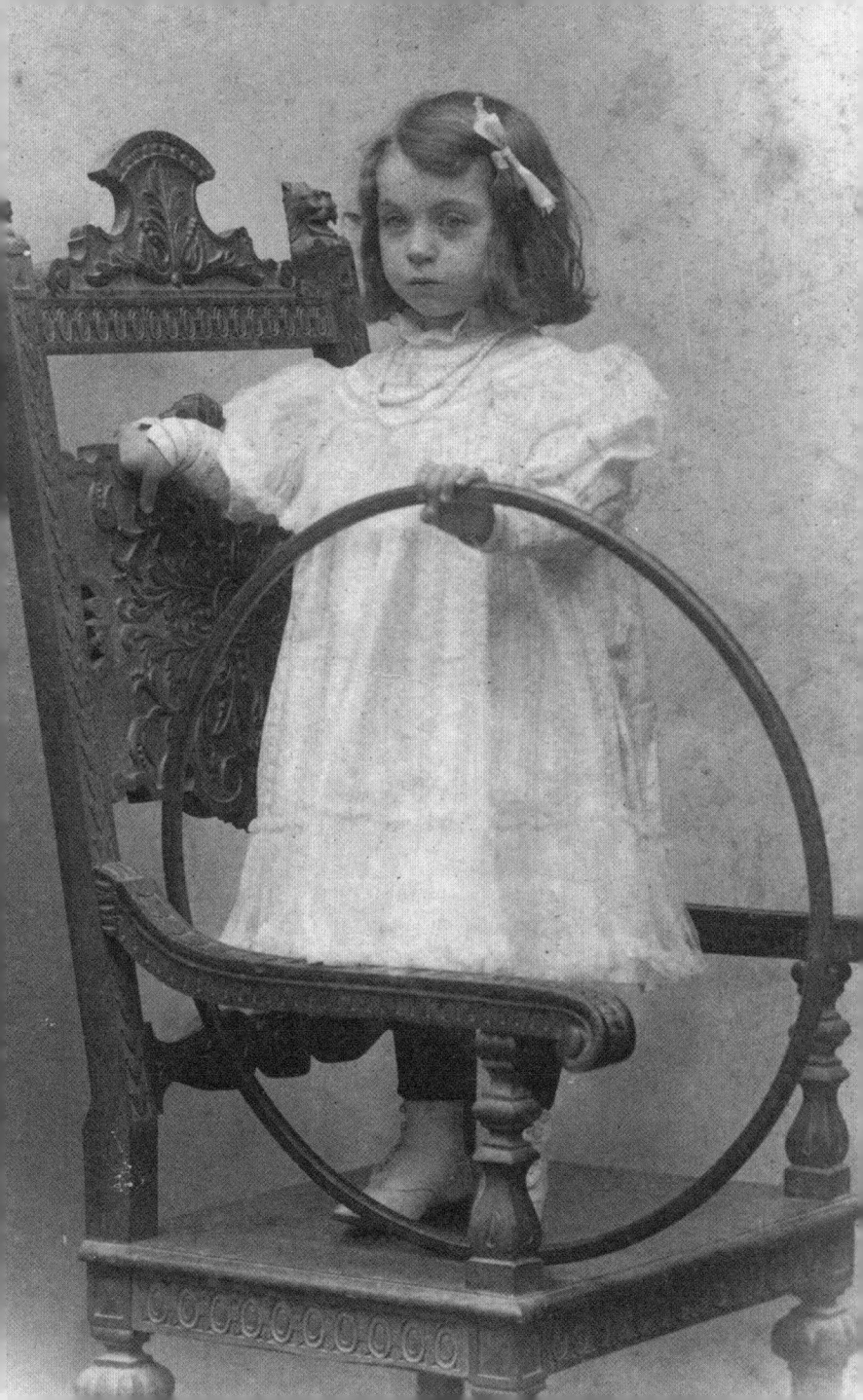

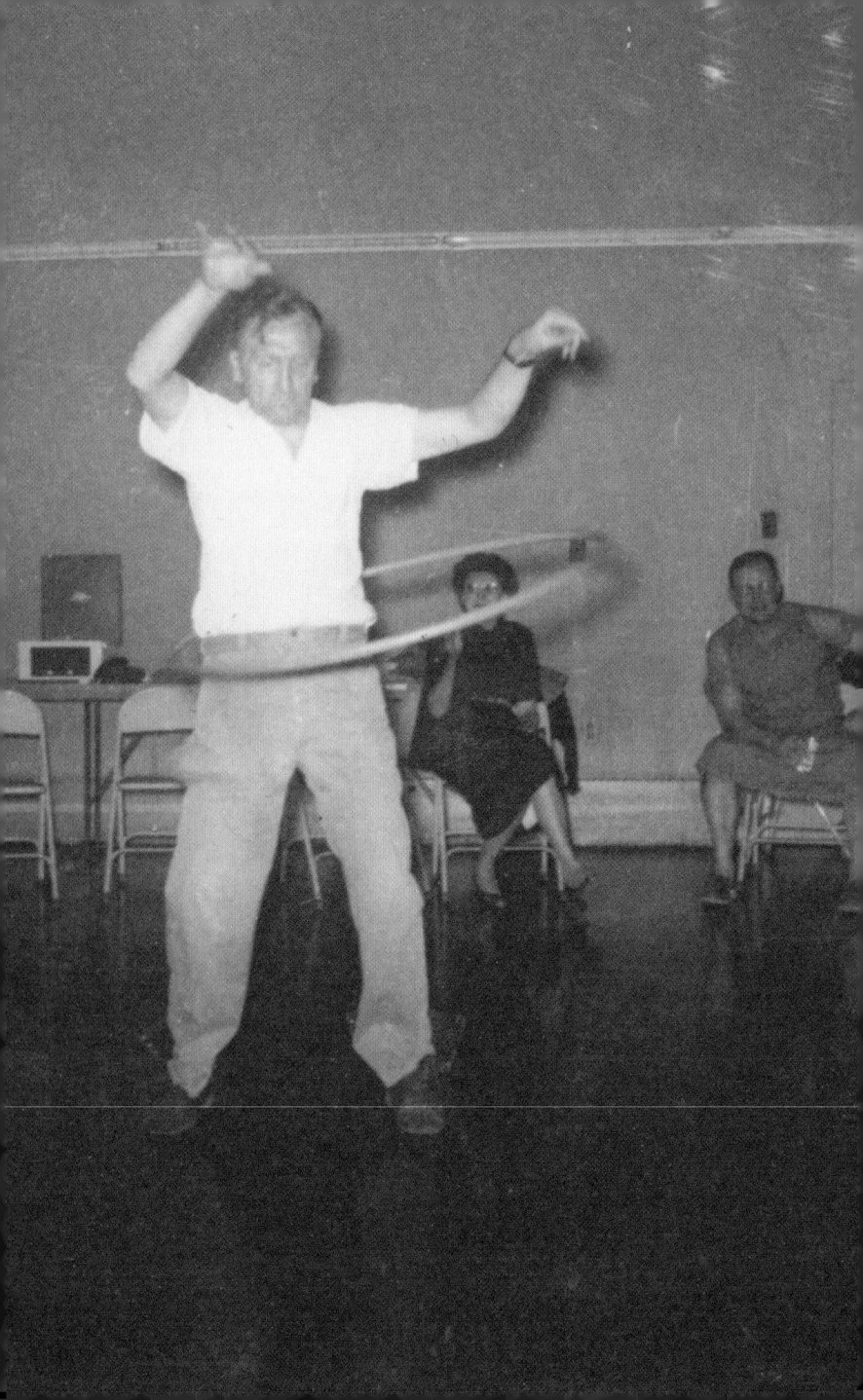

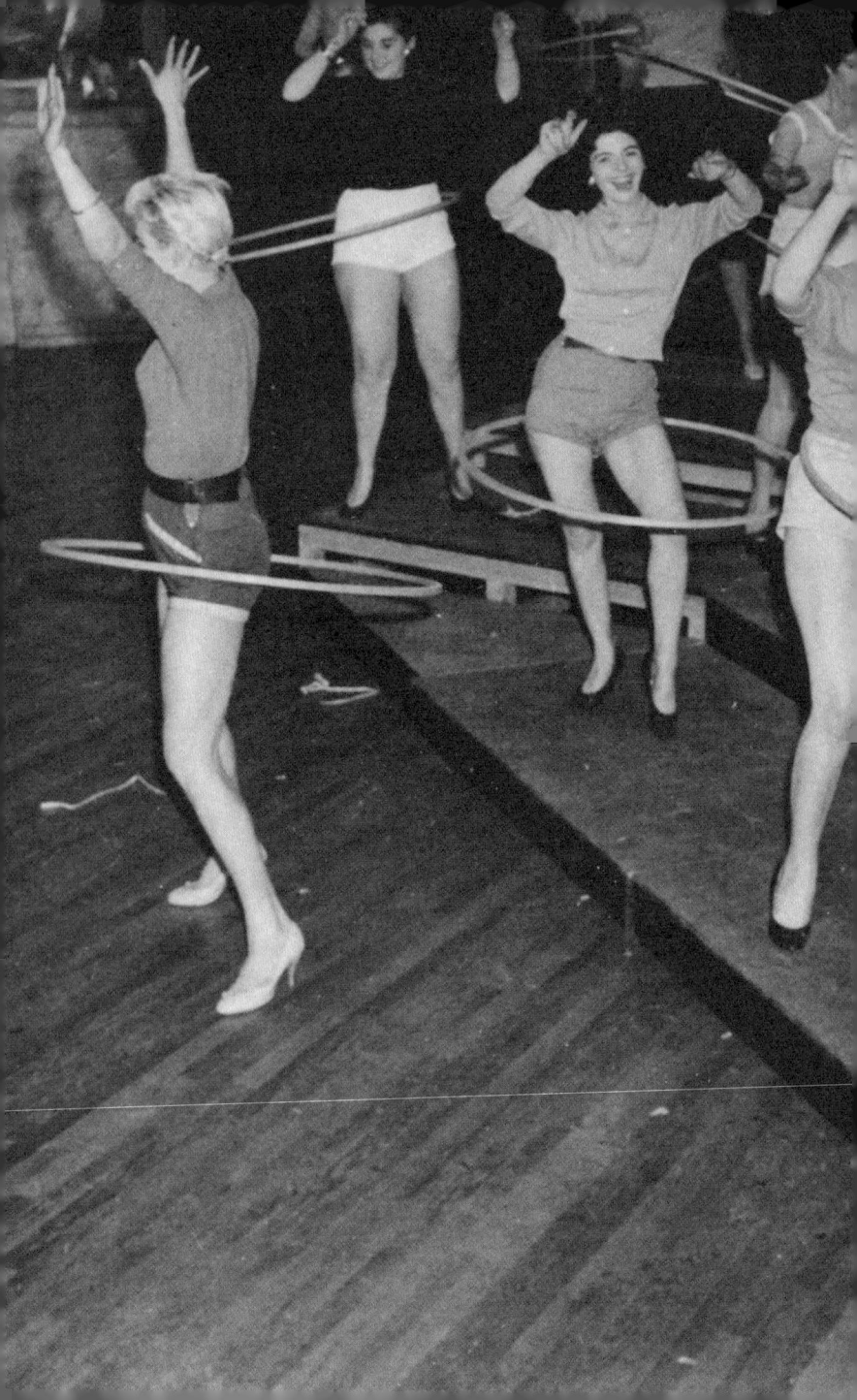

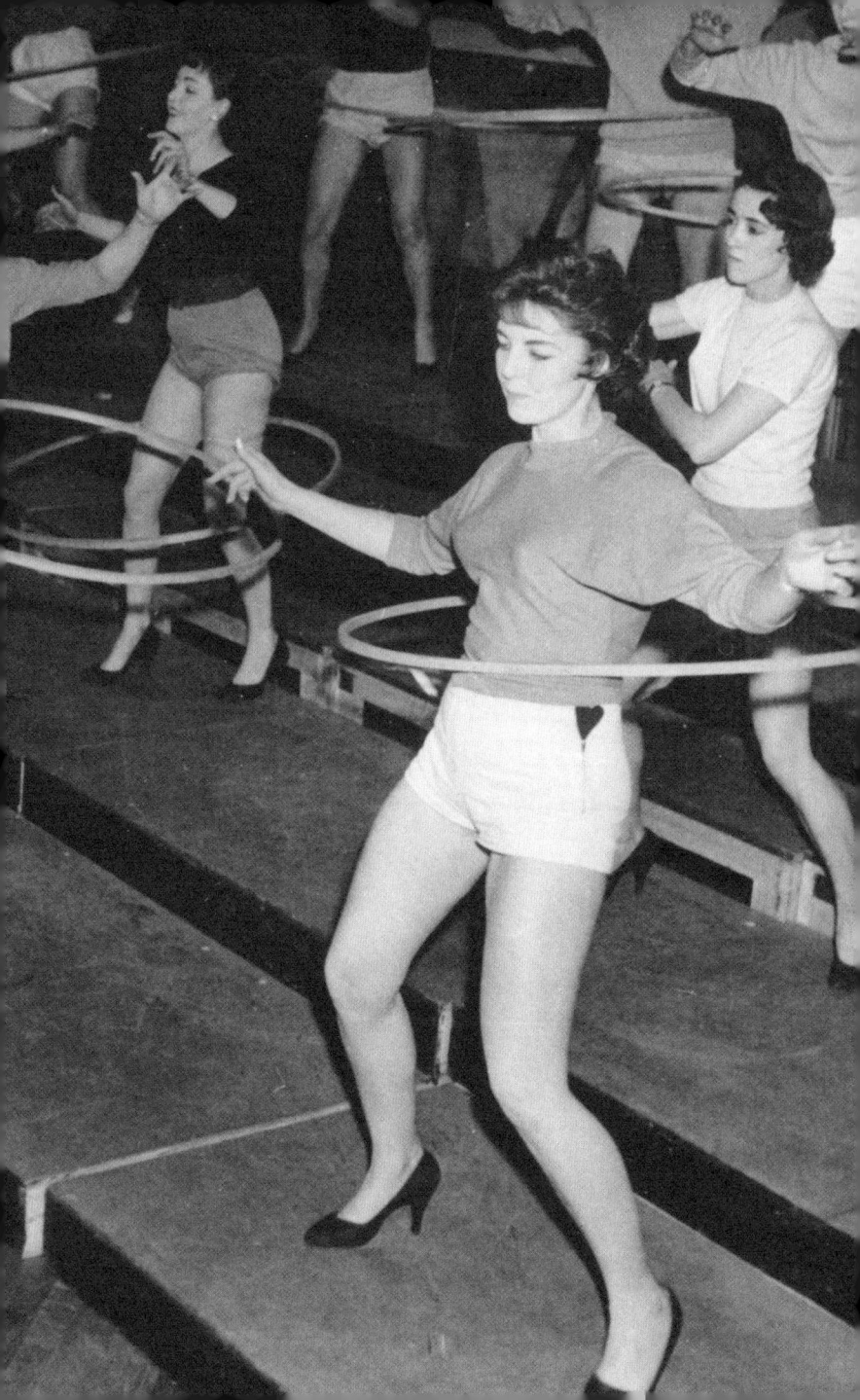

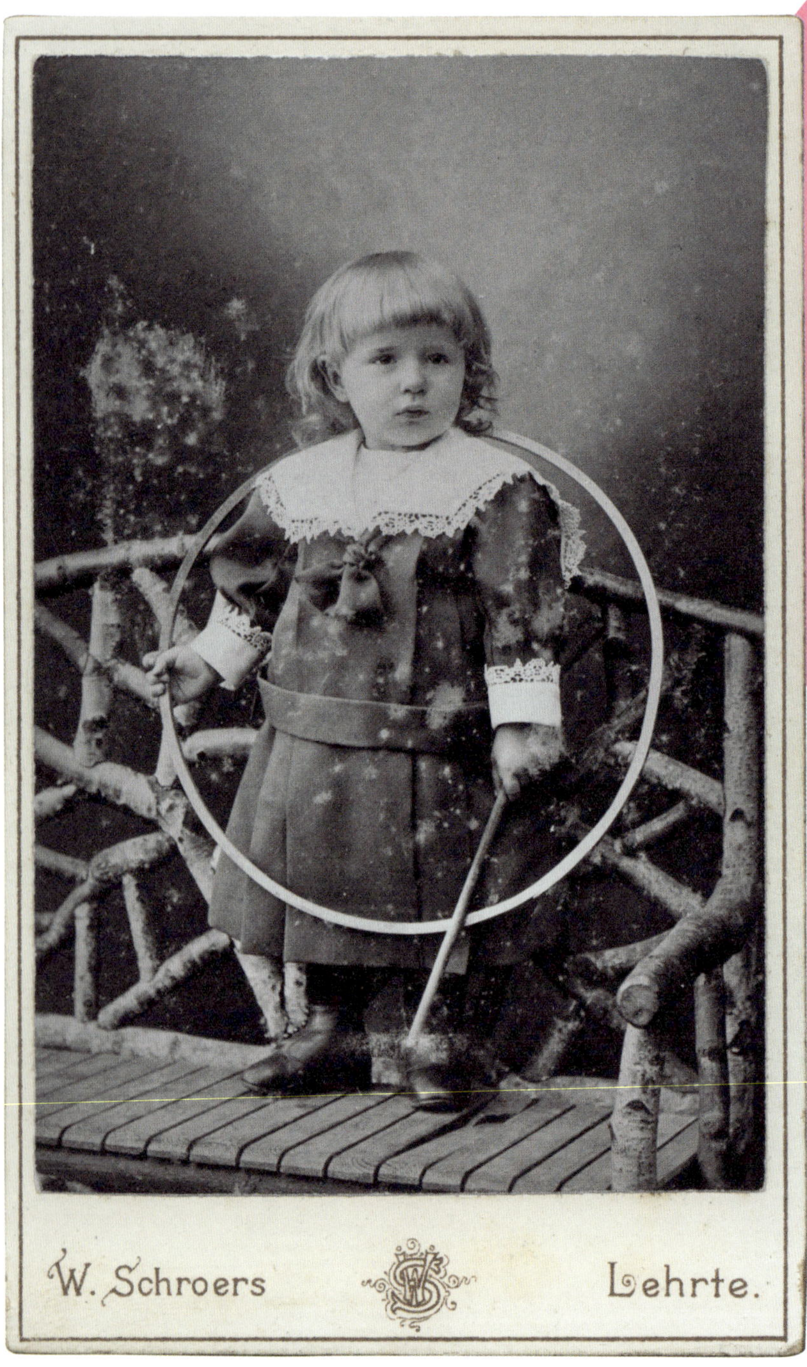

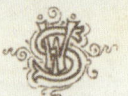

W. Schroers   Lehrte.

Aufnahmen auch Sonntags
von Morgens bis Abends.

Wilh. Schroers

PHOTOGRAPH

LEHRTE

Sedanstrasse 9.

Die Platte bleibt für Nachbestellungen
aufbewahrt.
Vergrösserungen in künstlerischer Ausführung
nach jedem Bilde.

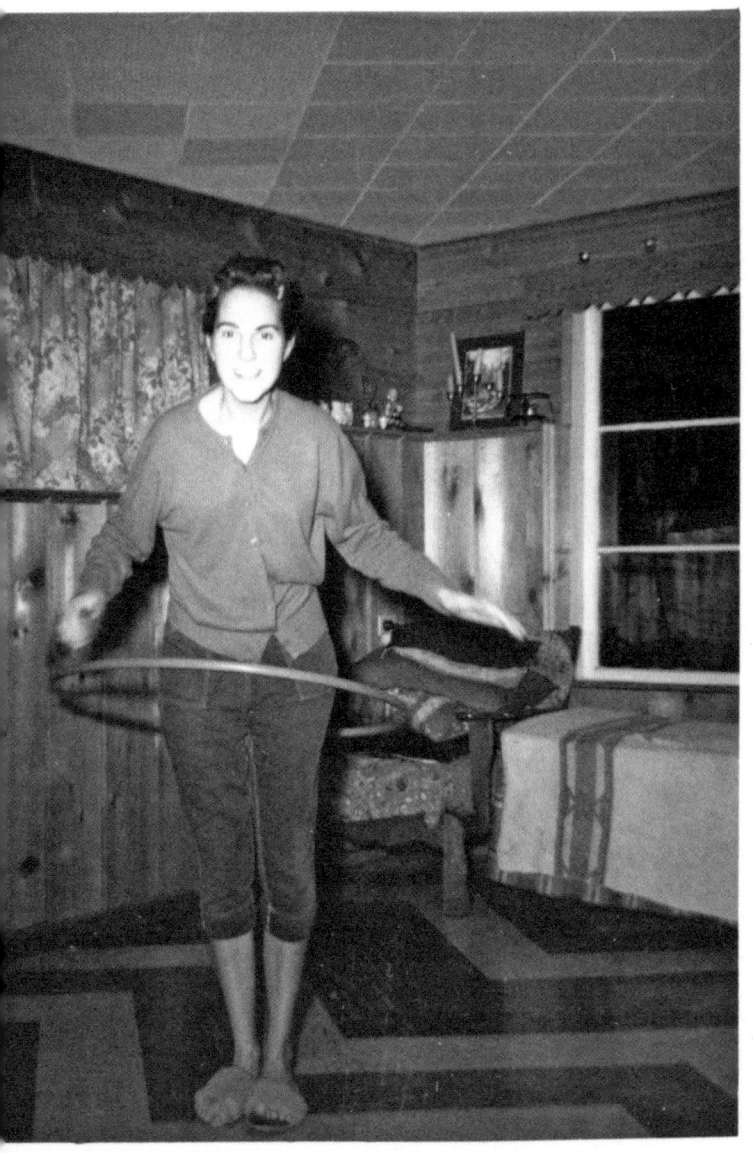

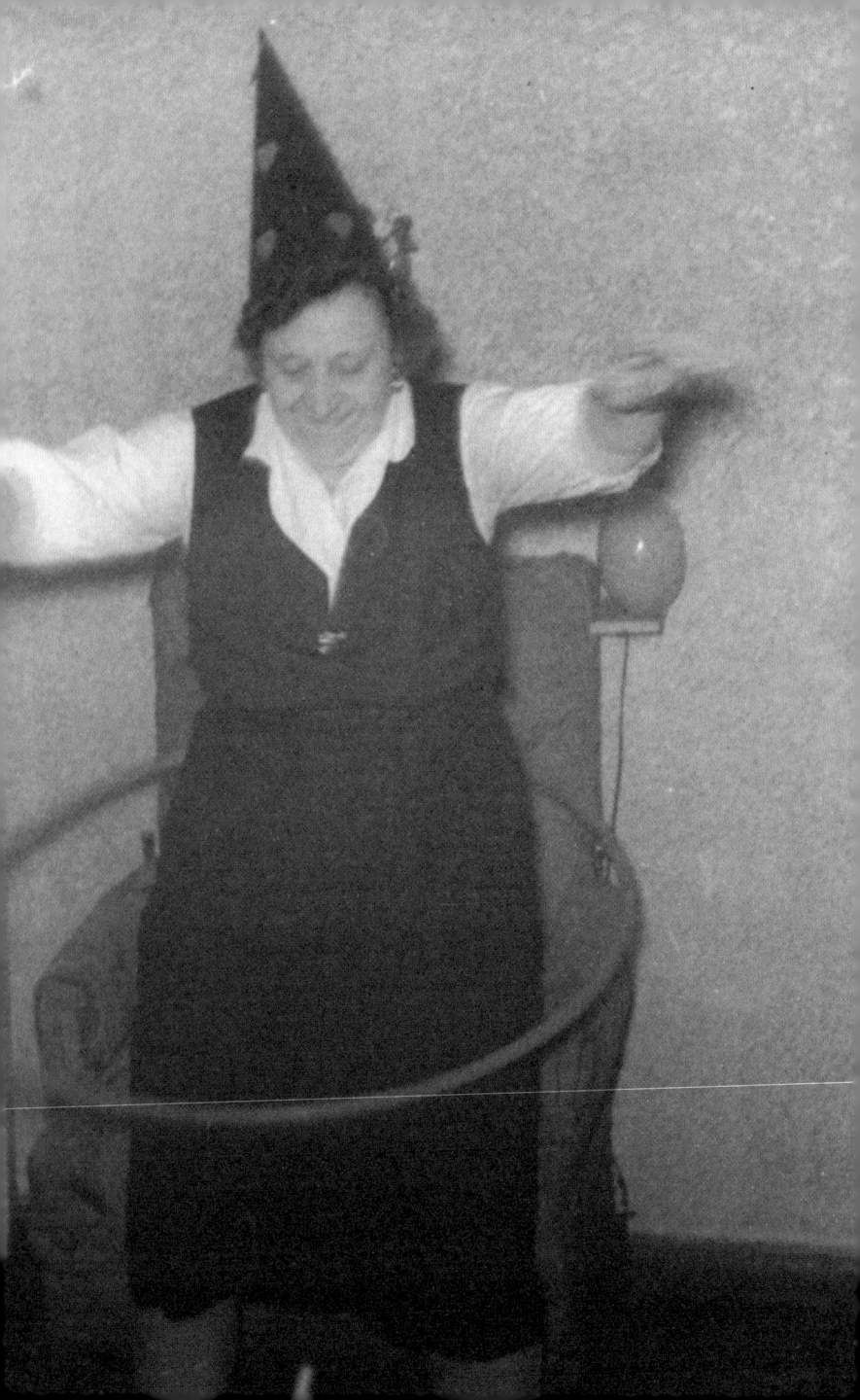

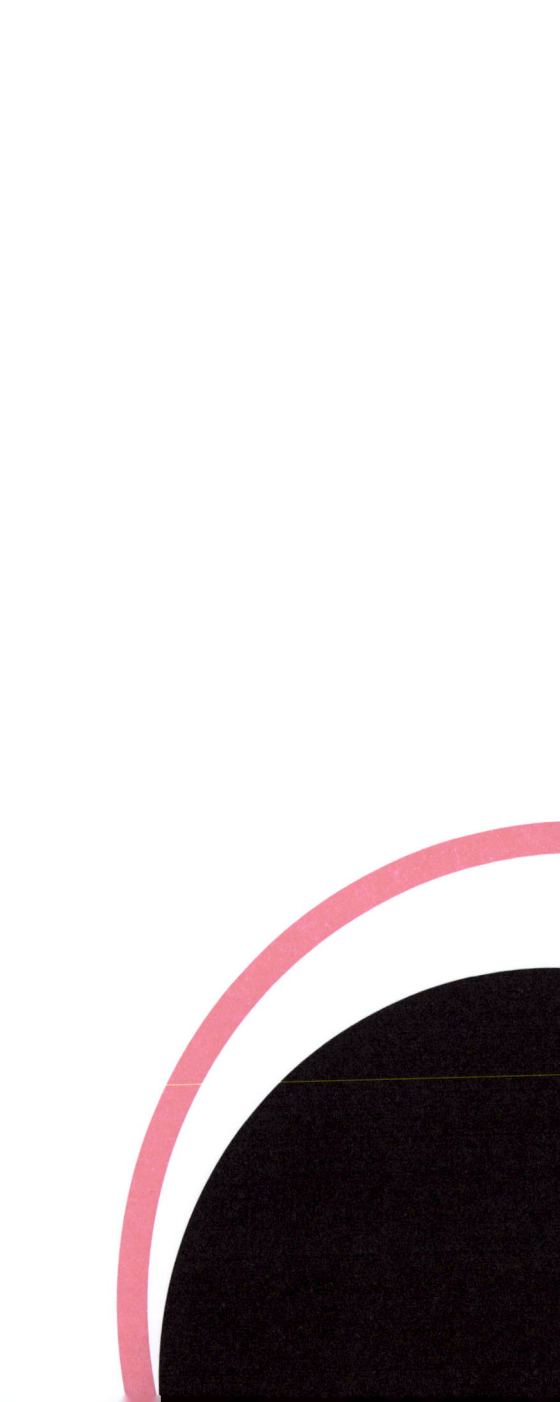

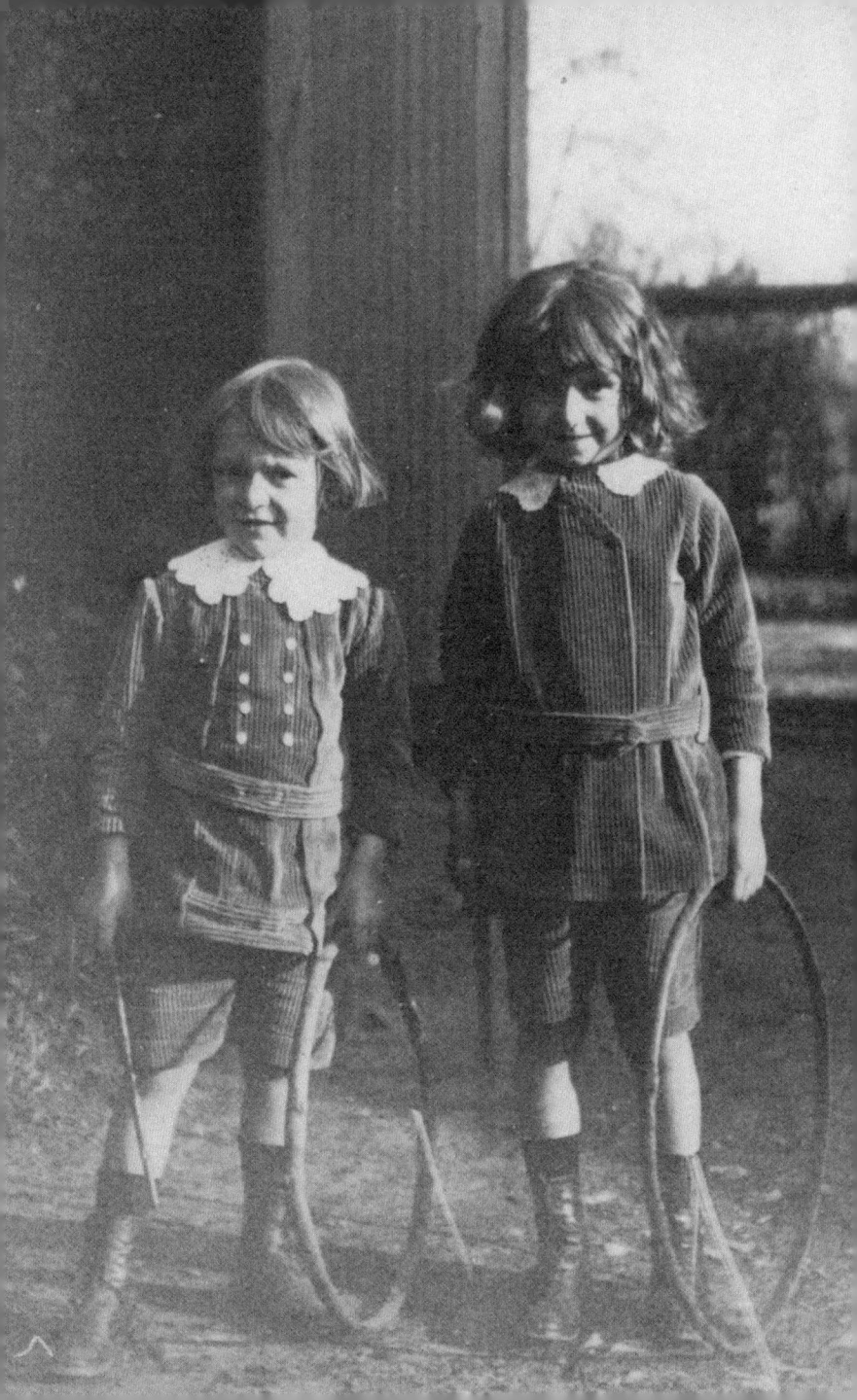

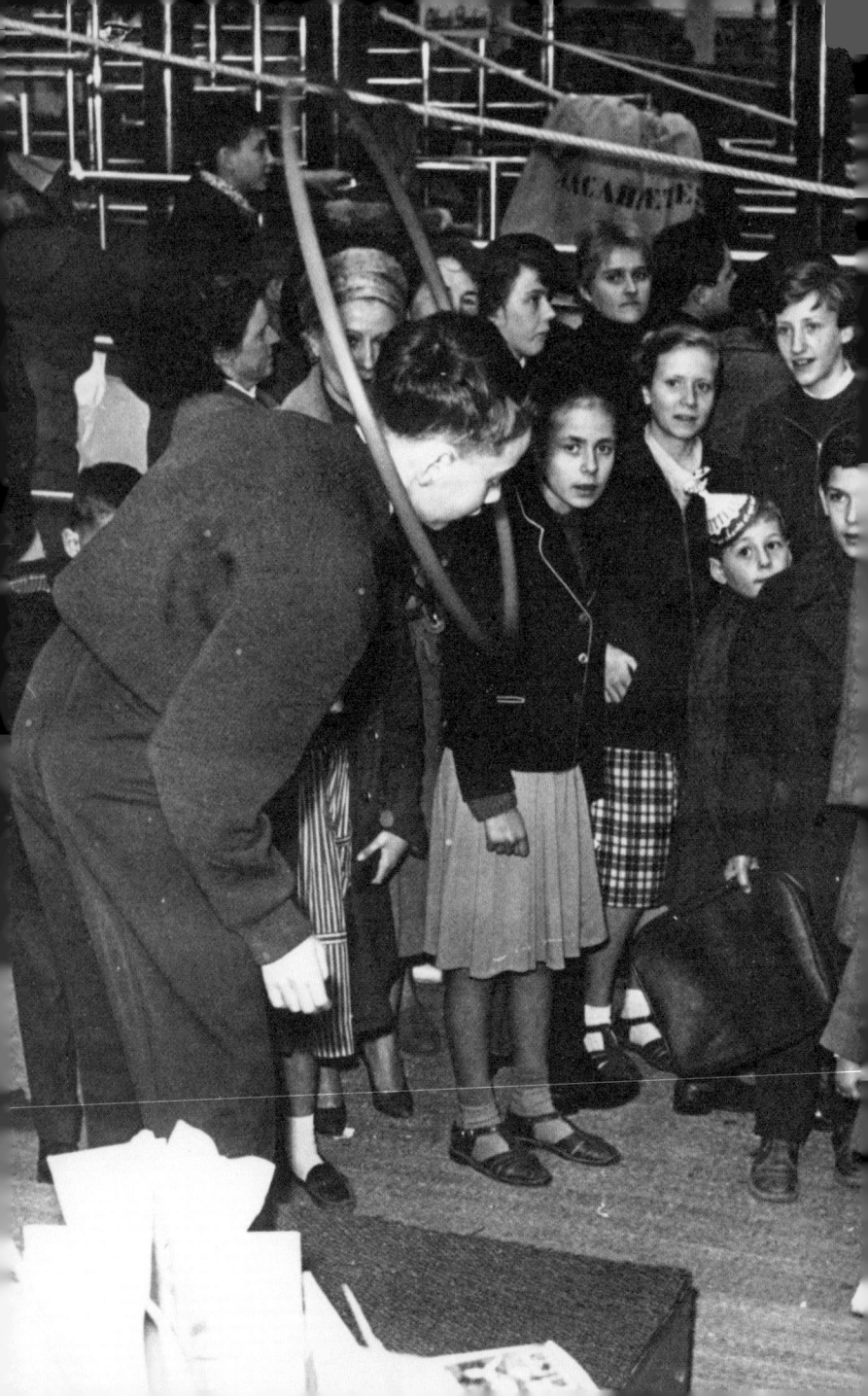

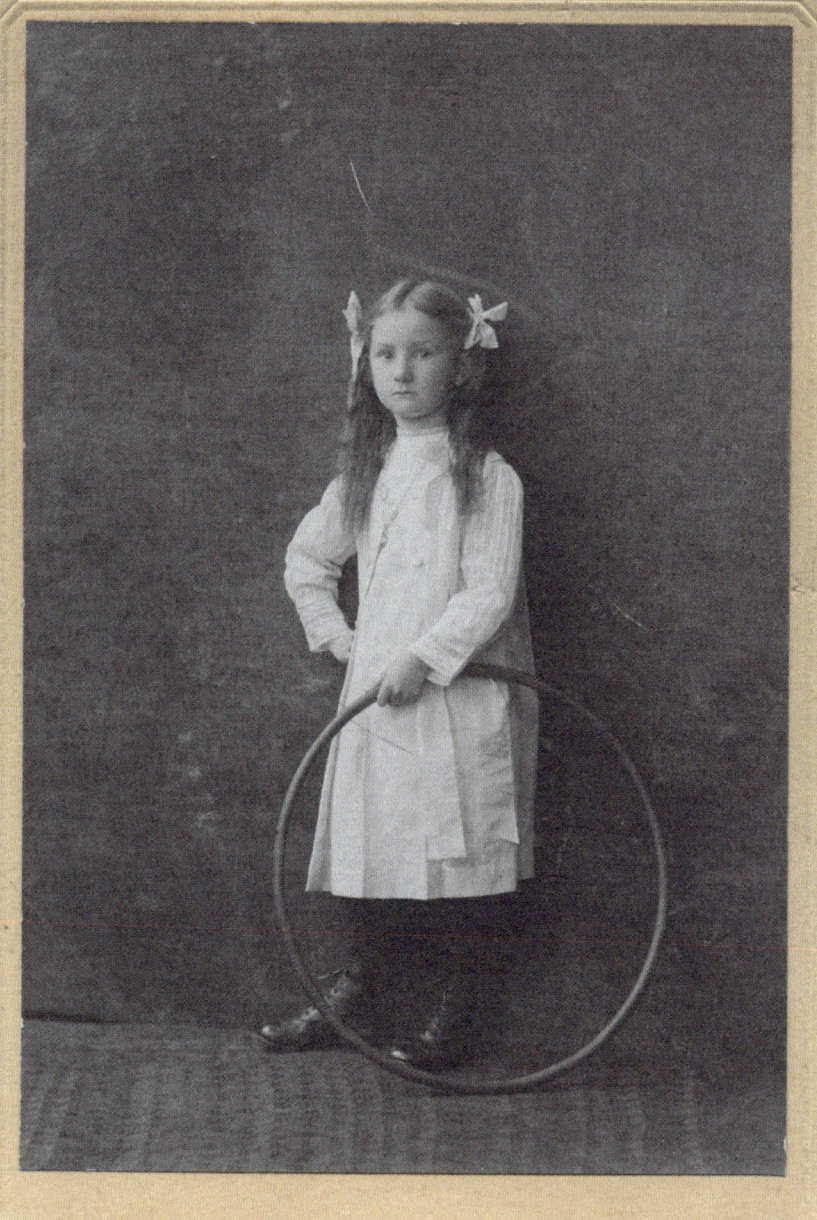

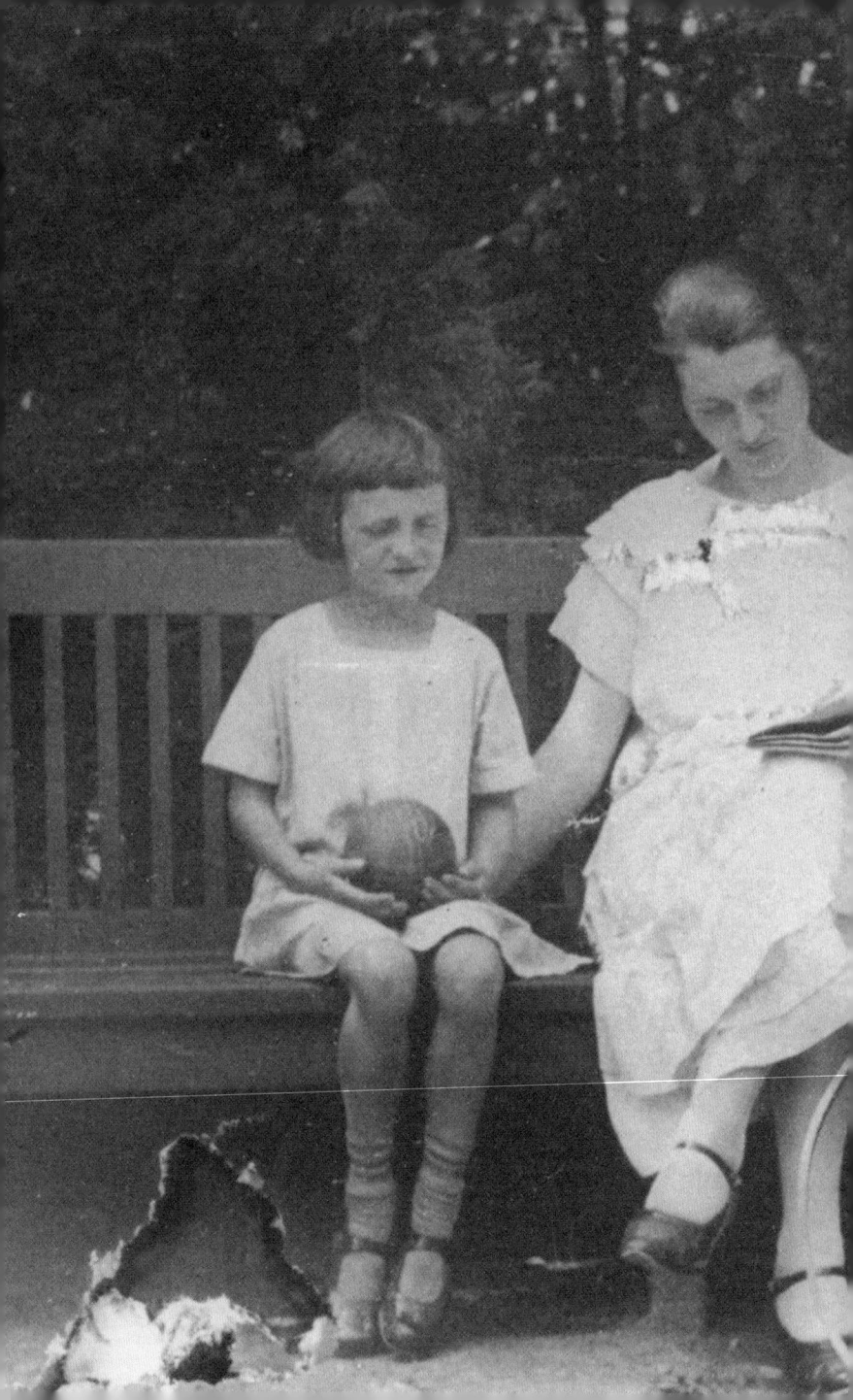

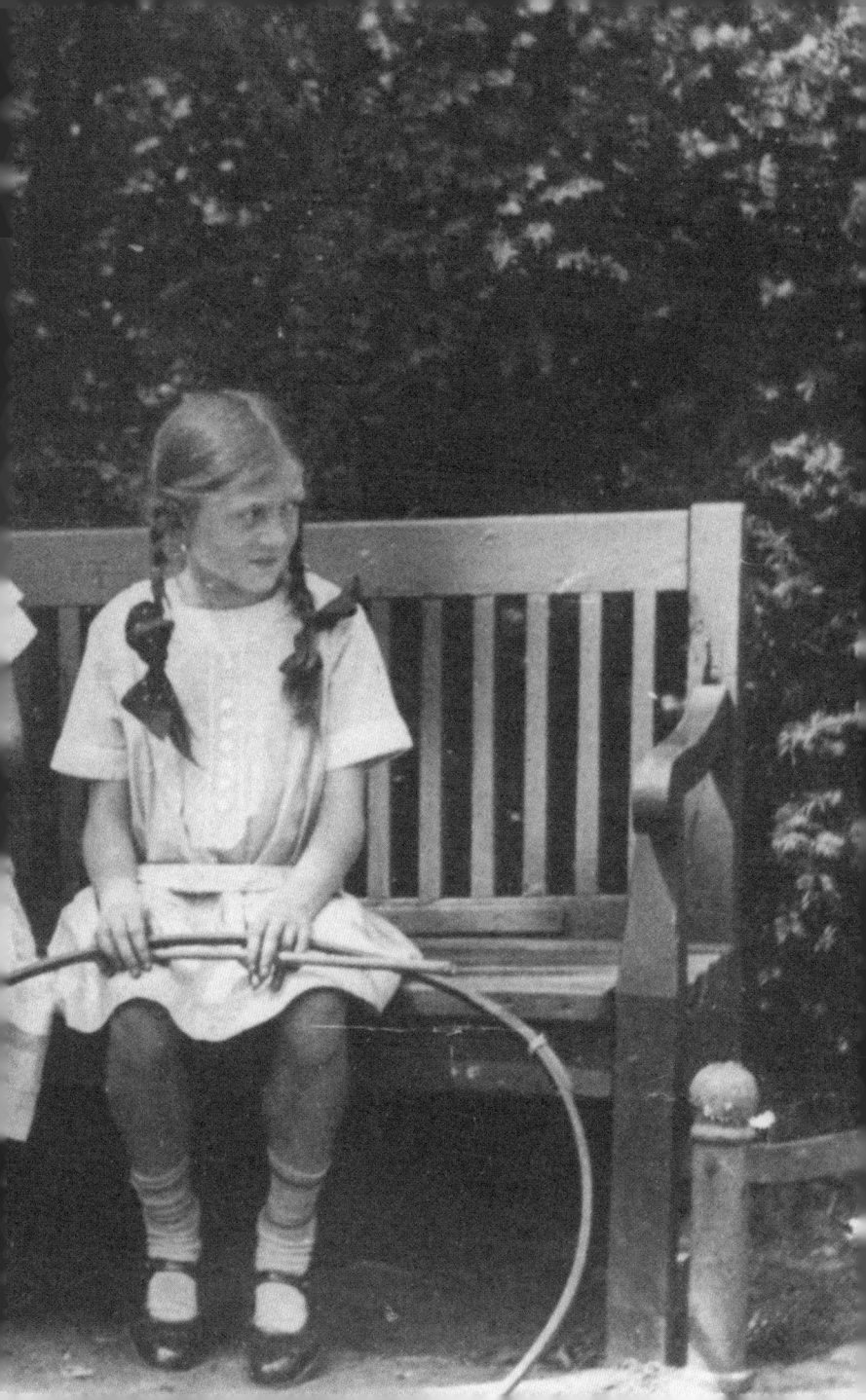

A. Provost   TOULOUSE

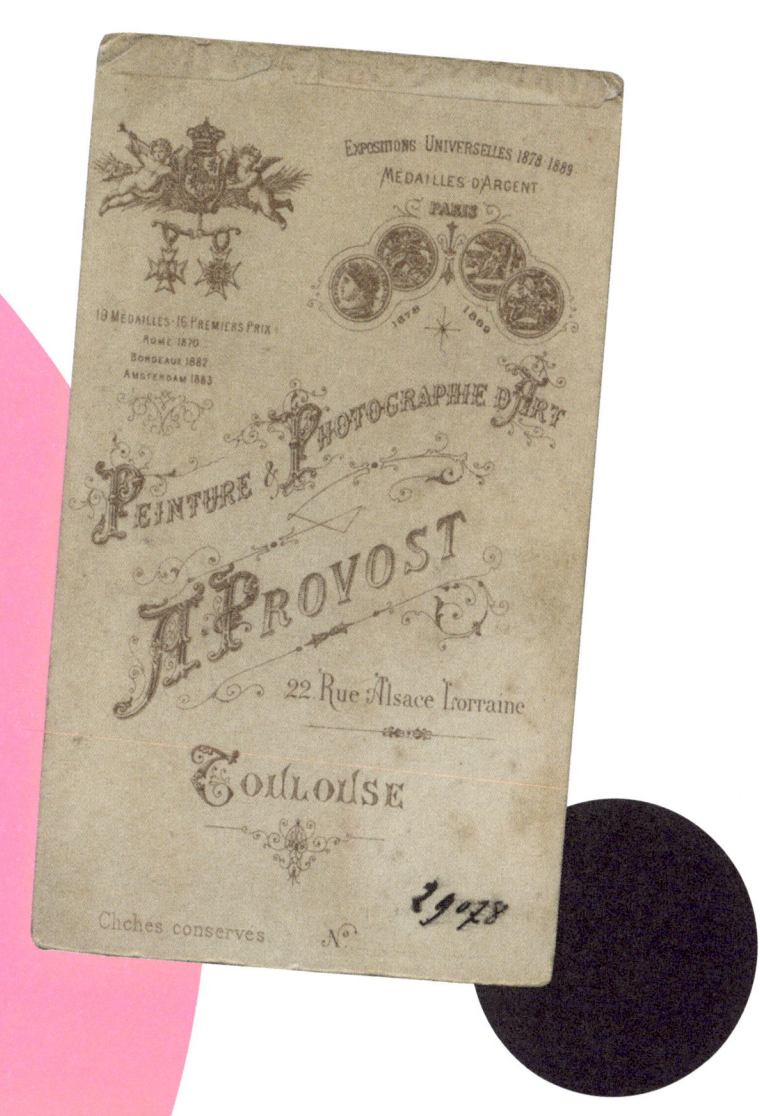

EXPOSITIONS UNIVERSELLES 1878·1889
MEDAILLES D'ARGENT
PARIS

19 MÉDAILLES·16 PREMIERS PRIX·
ROME 1870
BORDEAUX 1882
AMSTERDAM 1883

Peinture & Photographie d'Art

A. Provost

22 Rue Alsace Lorraine

Toulouse

Clichés conservés   N°   29078

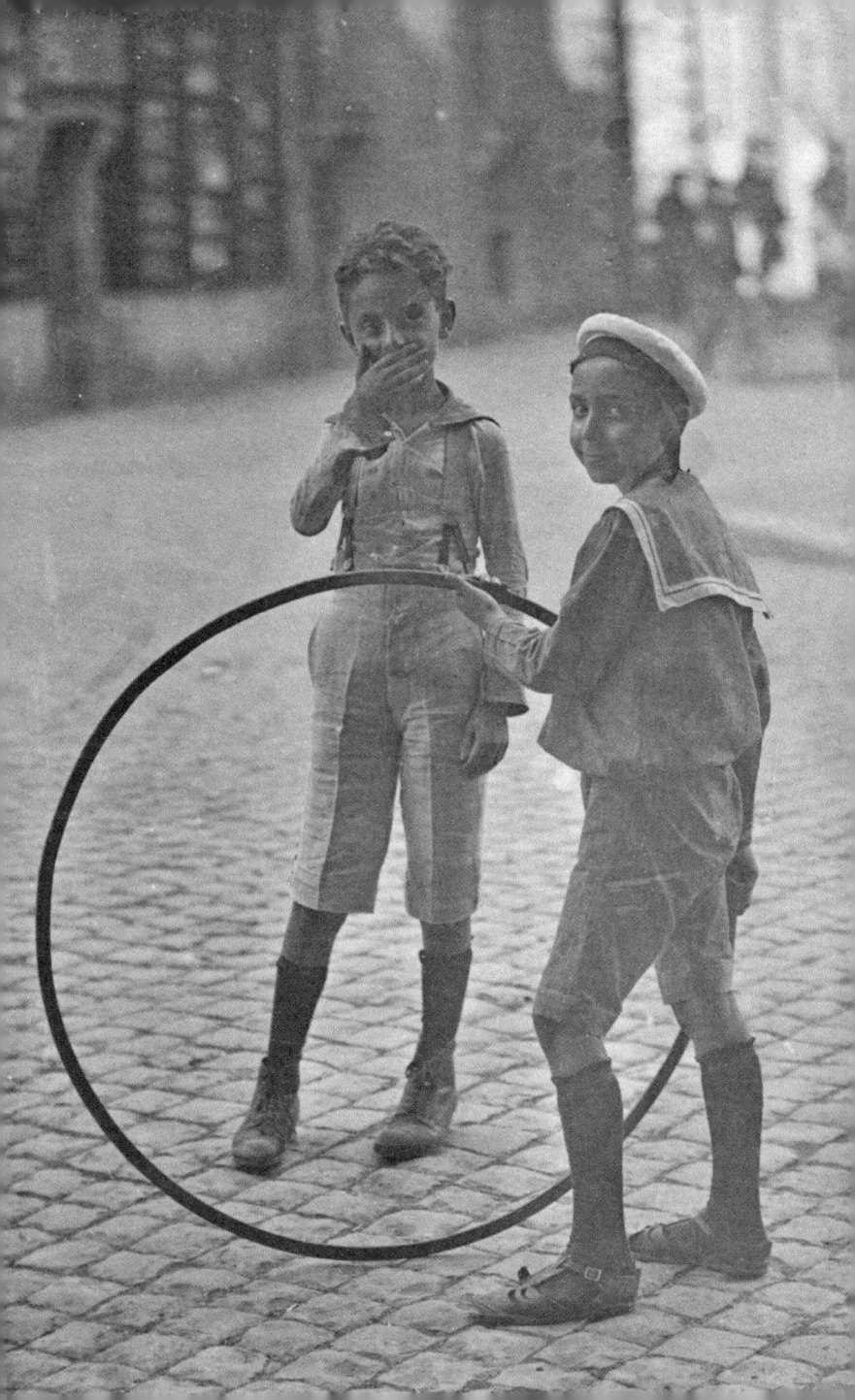

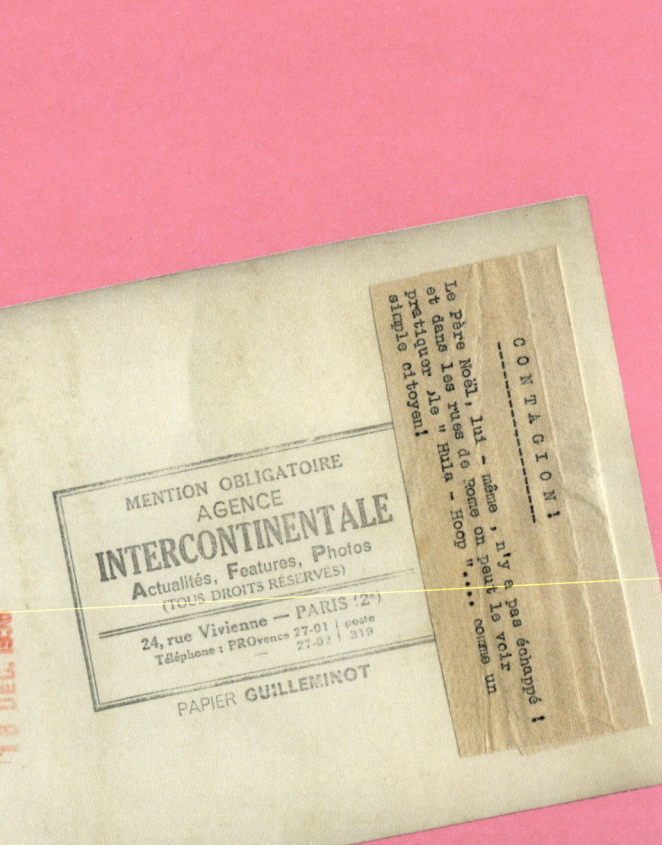

CONTAGION !

Le Père Noël, lui - même , n'y a pas échappé !
et dans les rues de Rome on peut le voir
pratiquer ,le " Hula - Hoop "... comme un
simple citoyen!

18 DÉC. 1958

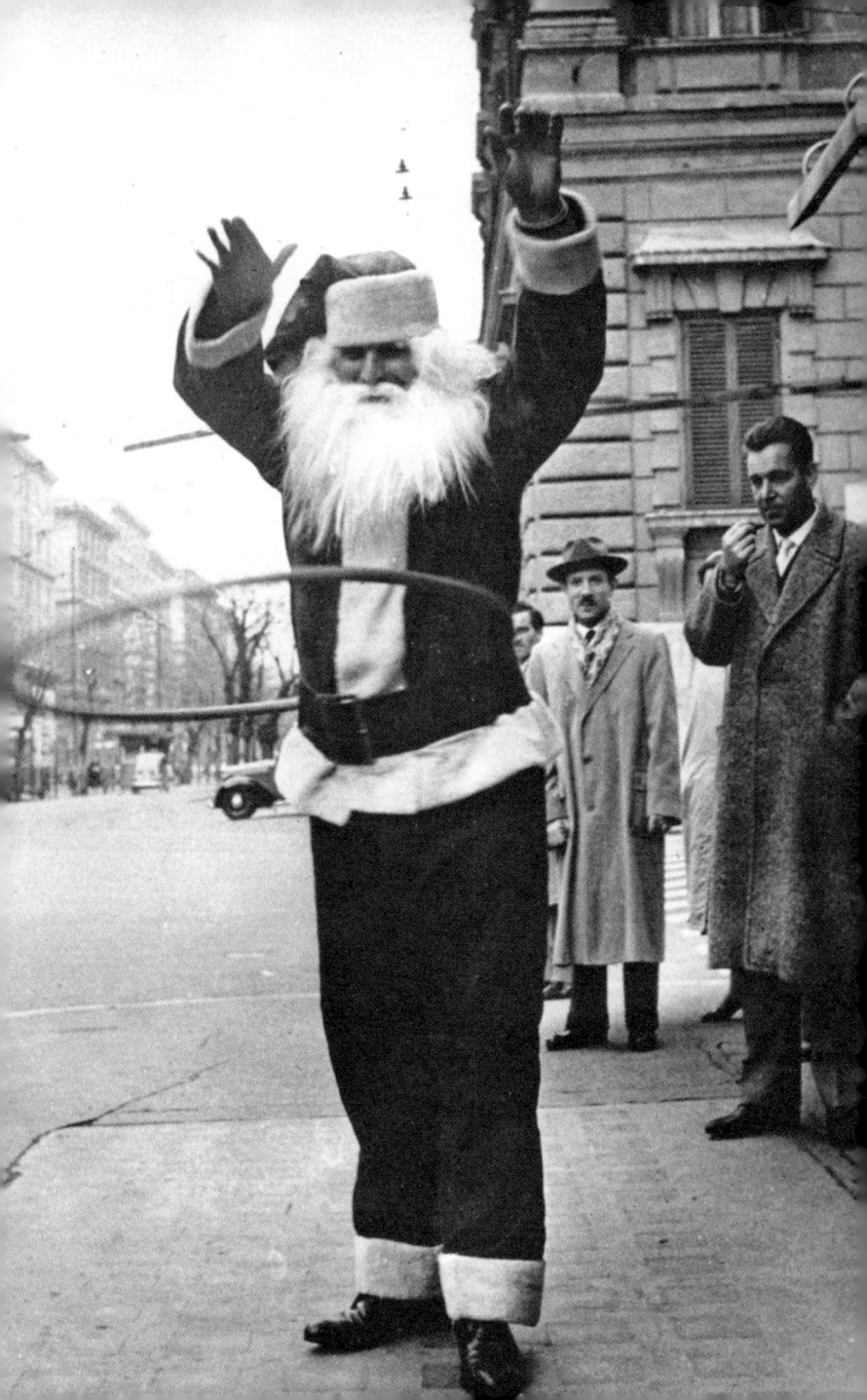

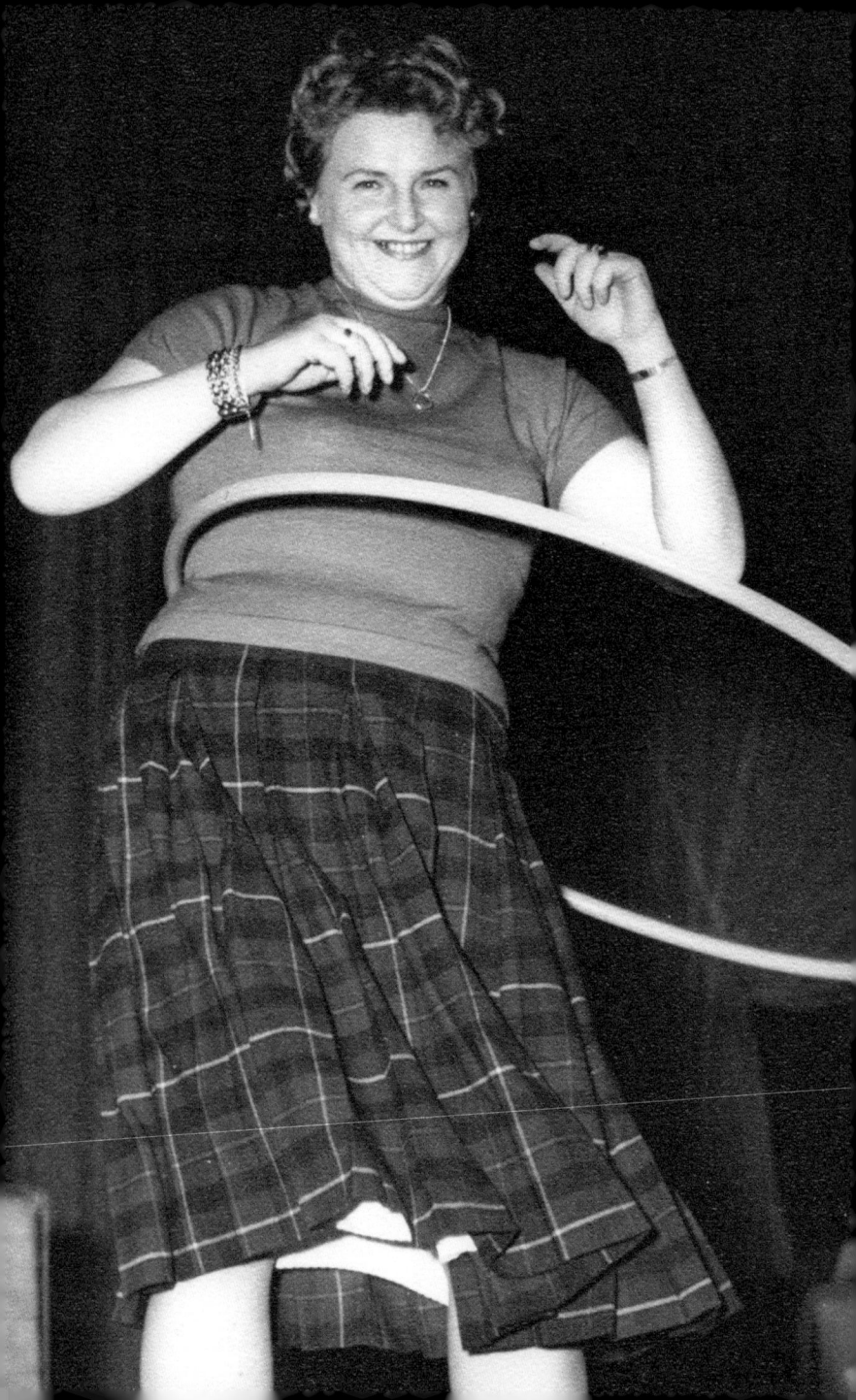

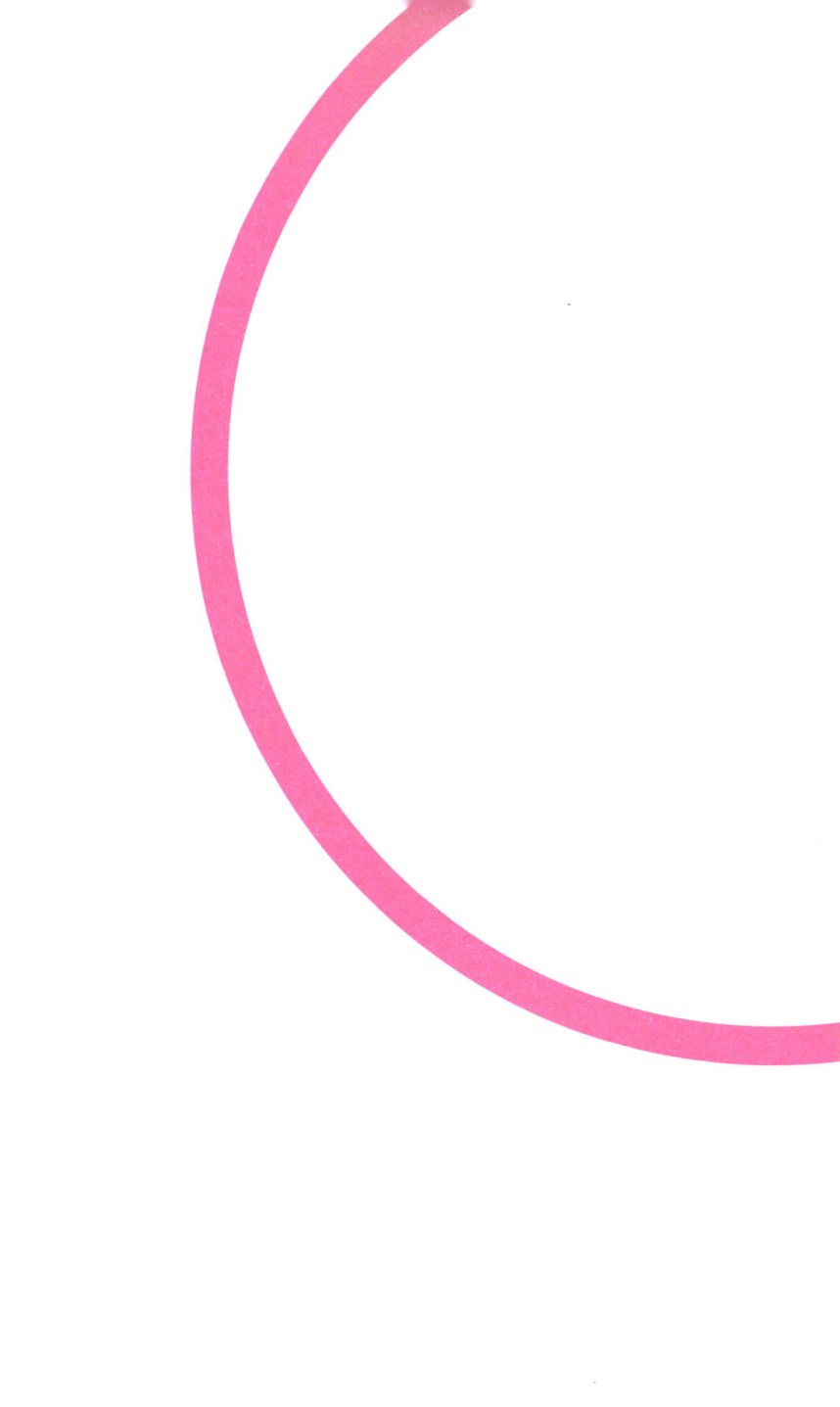

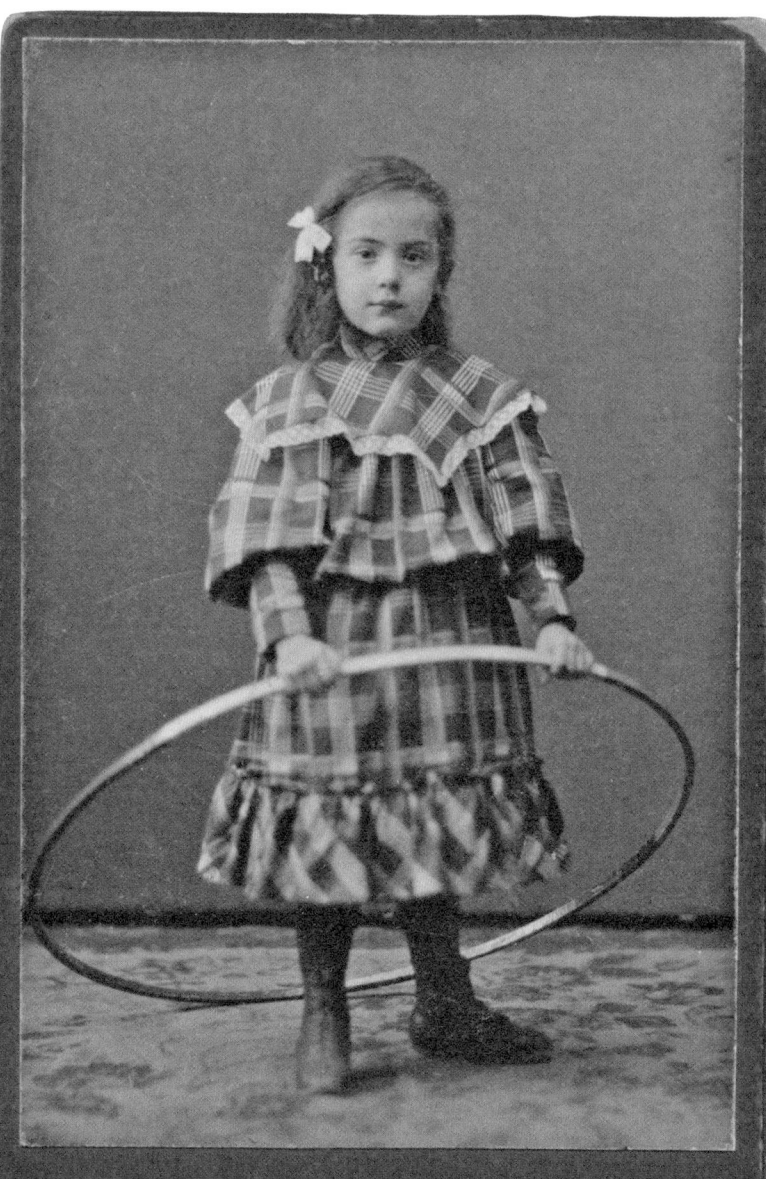

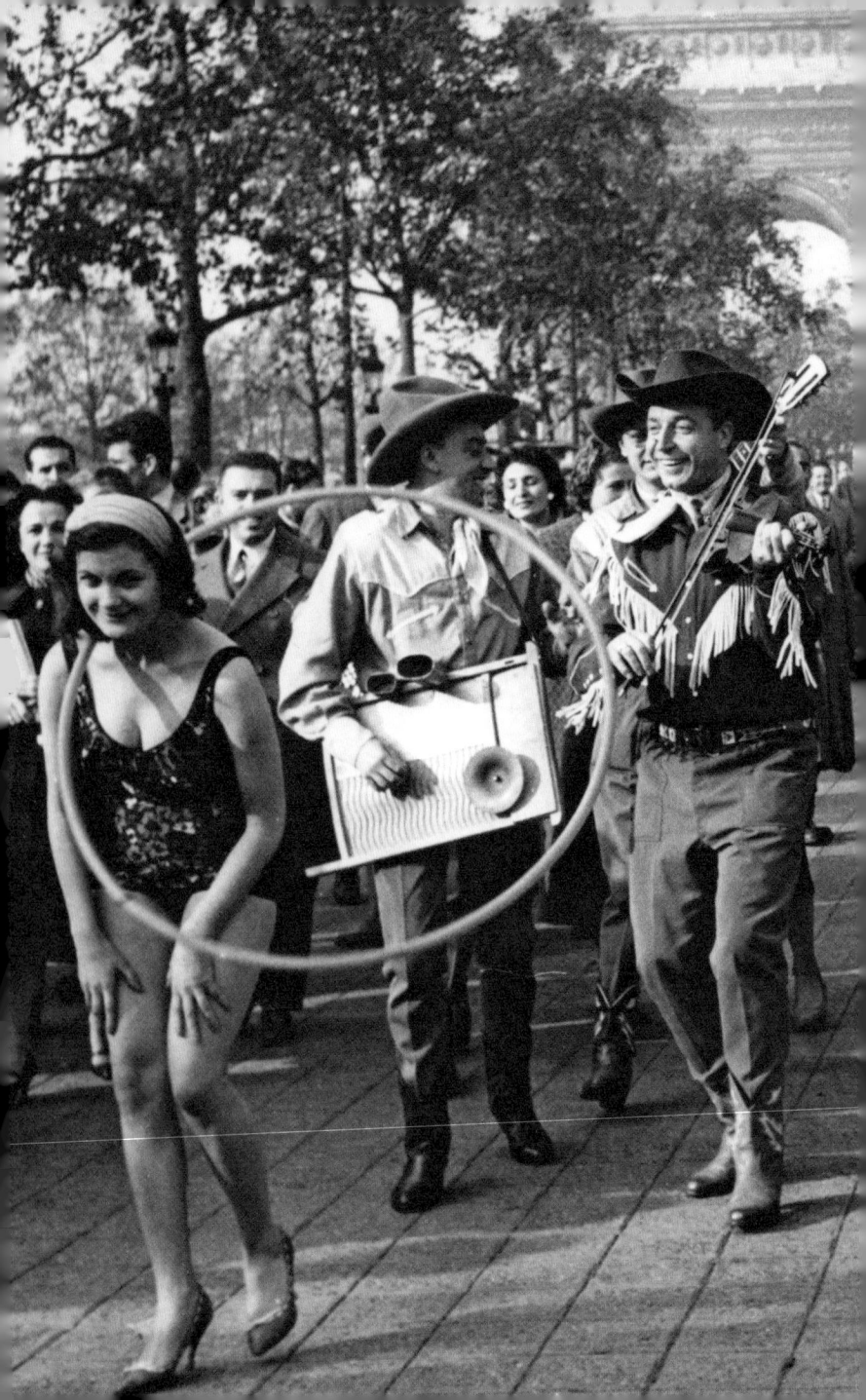

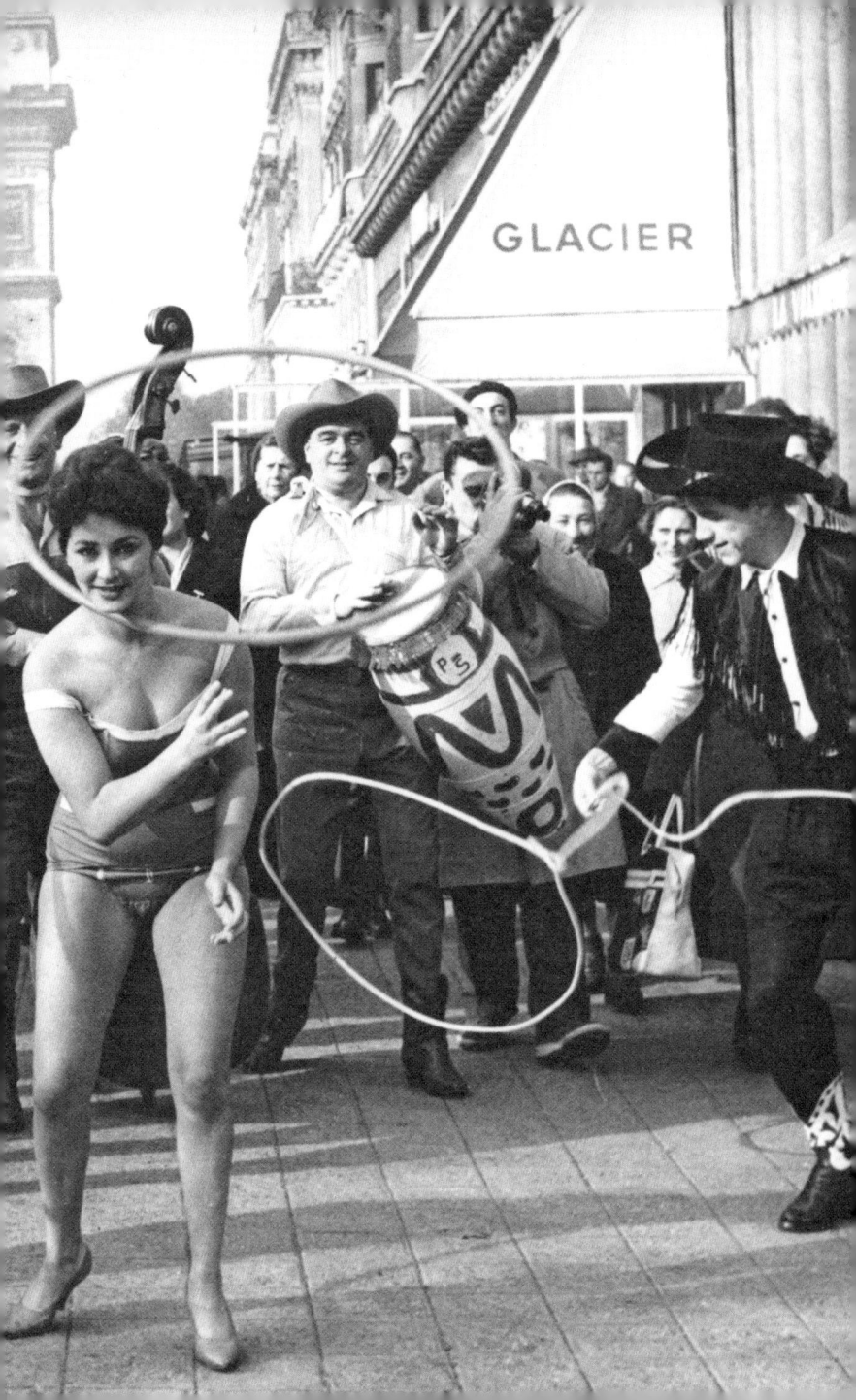

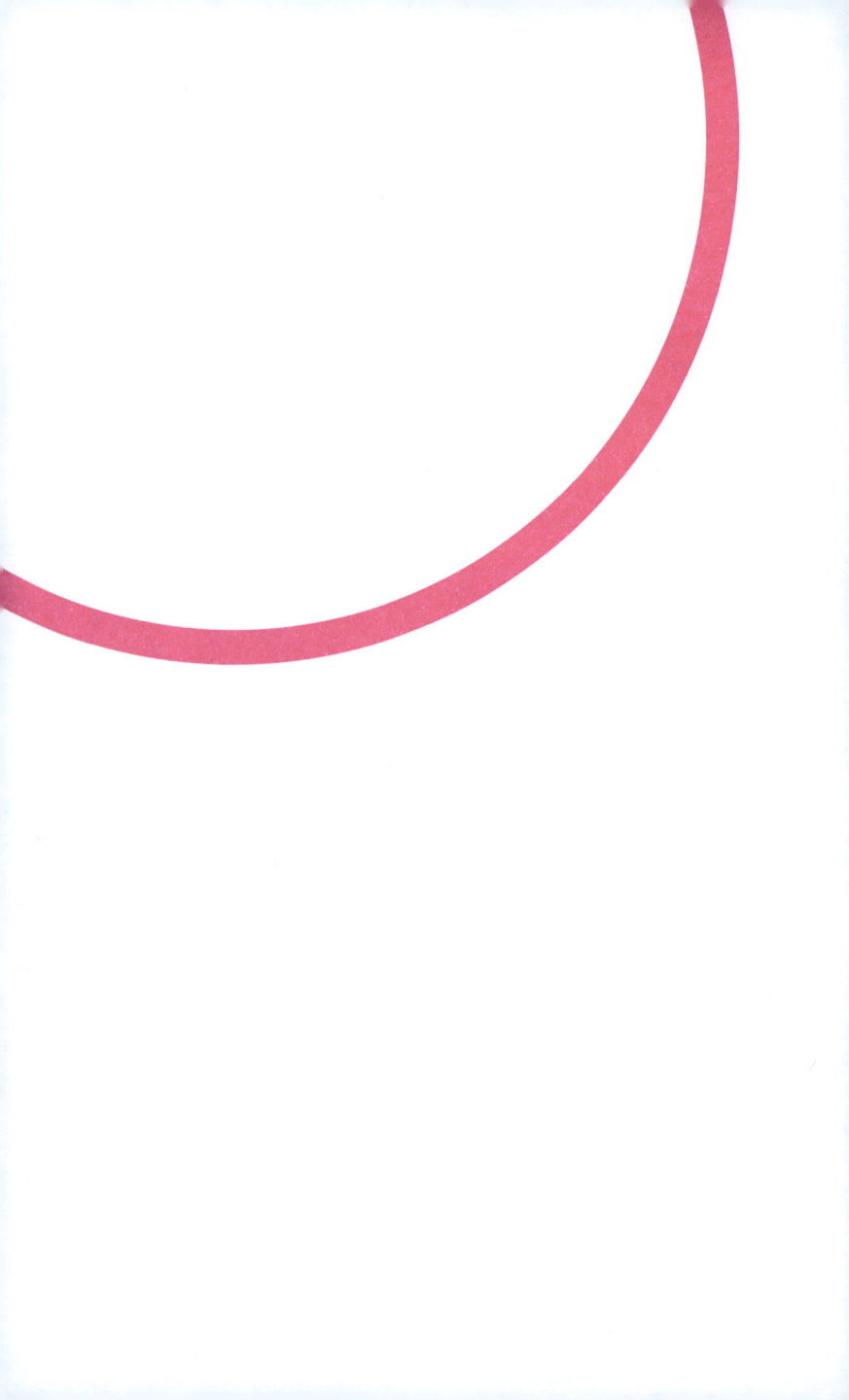

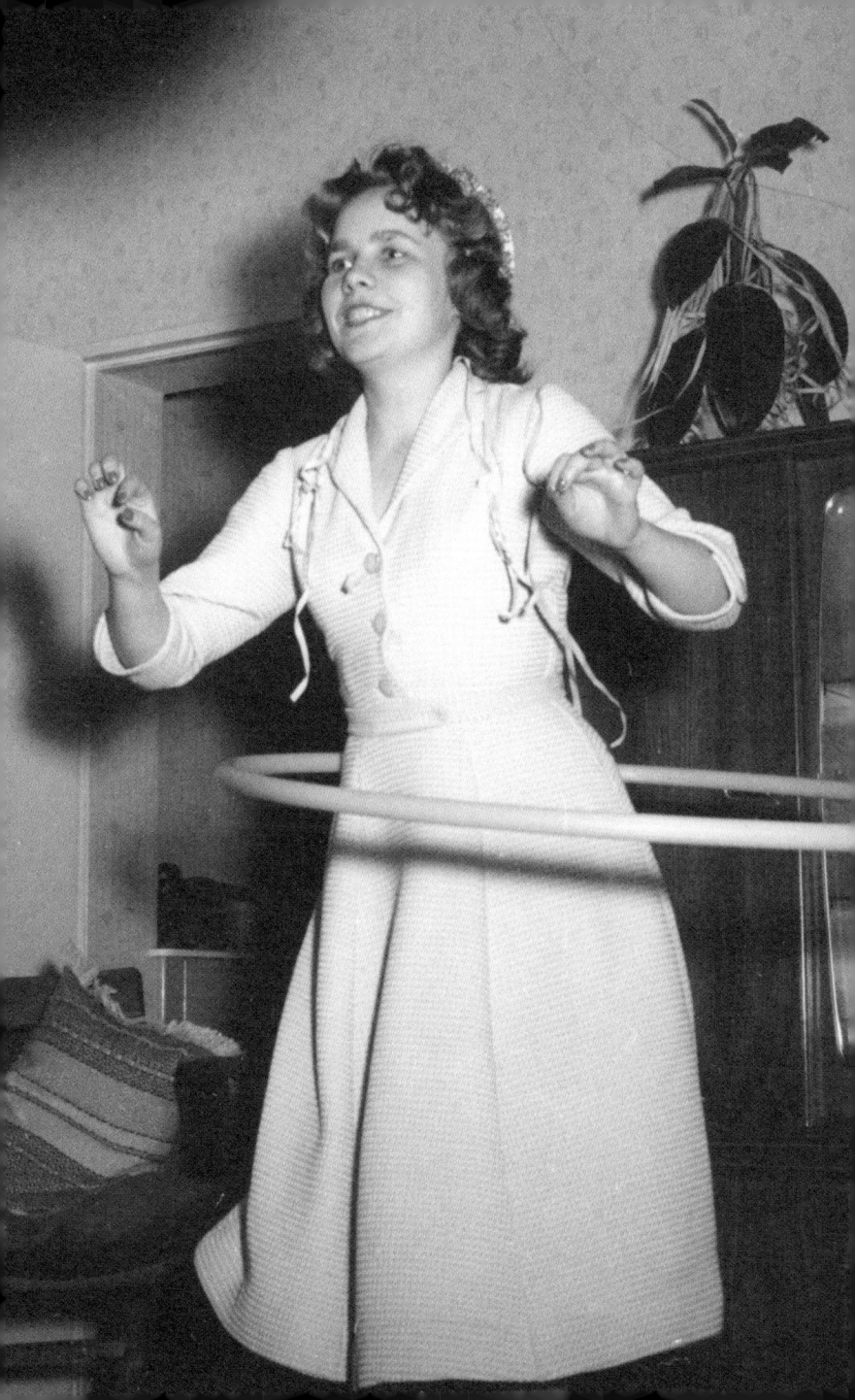

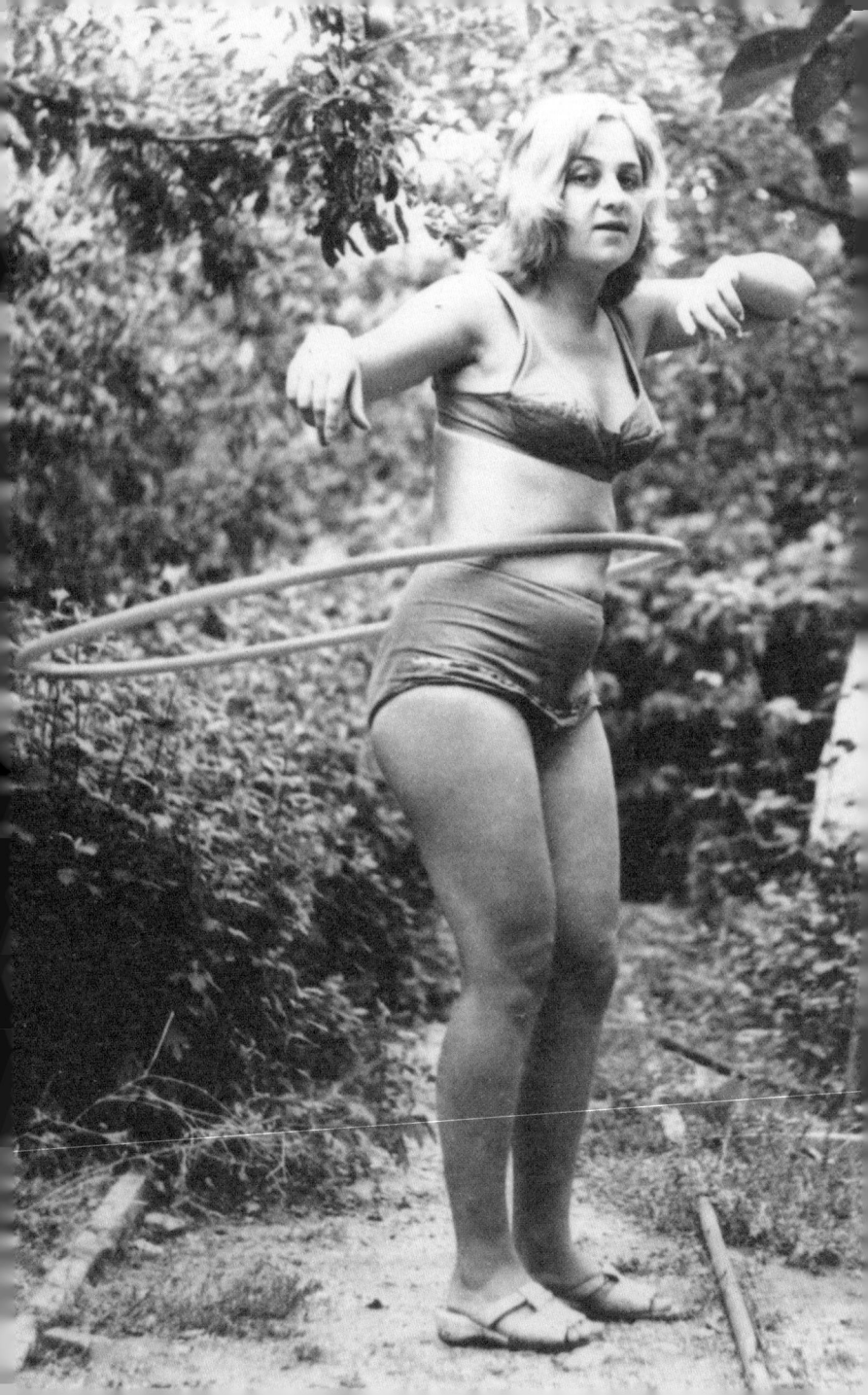

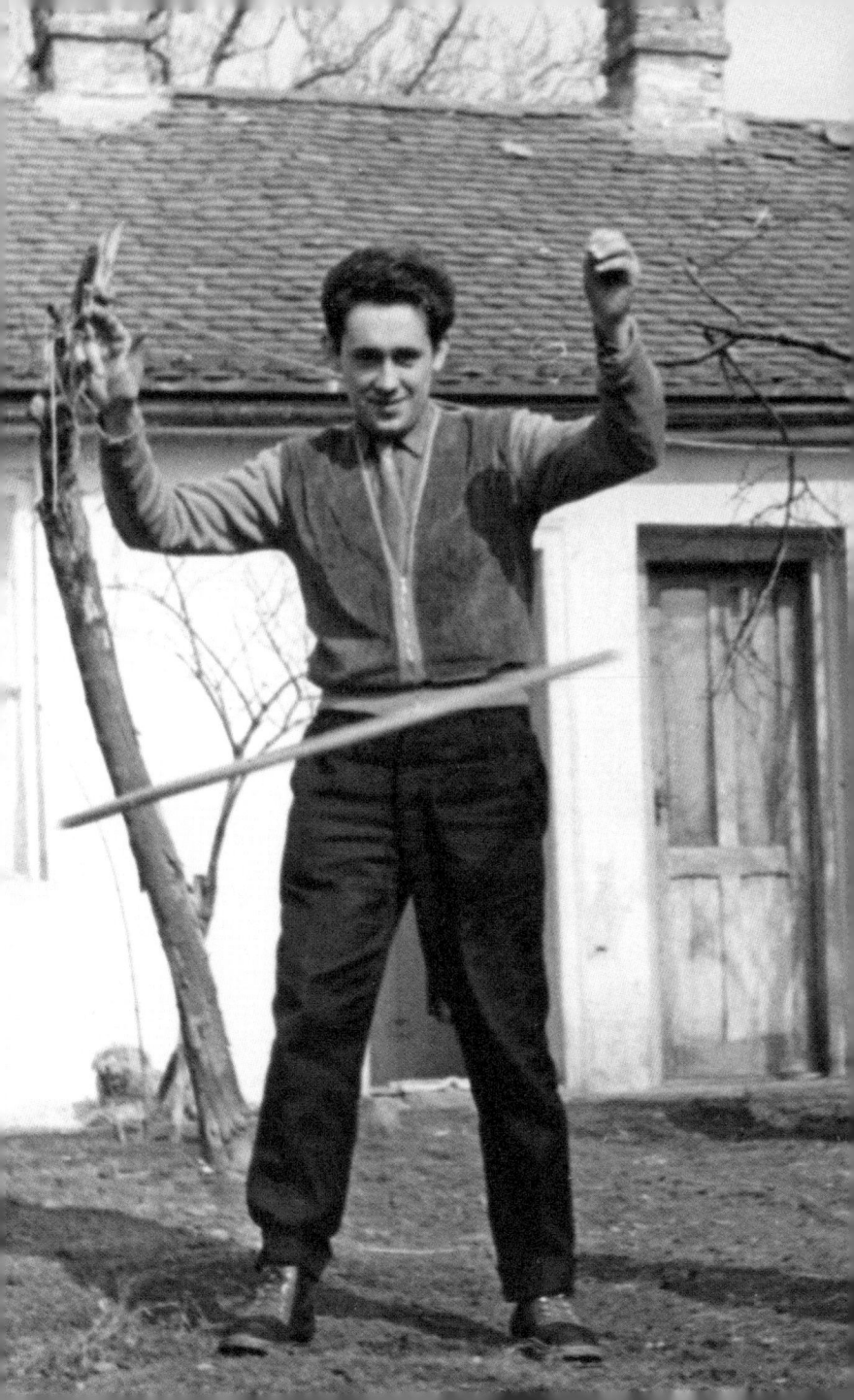

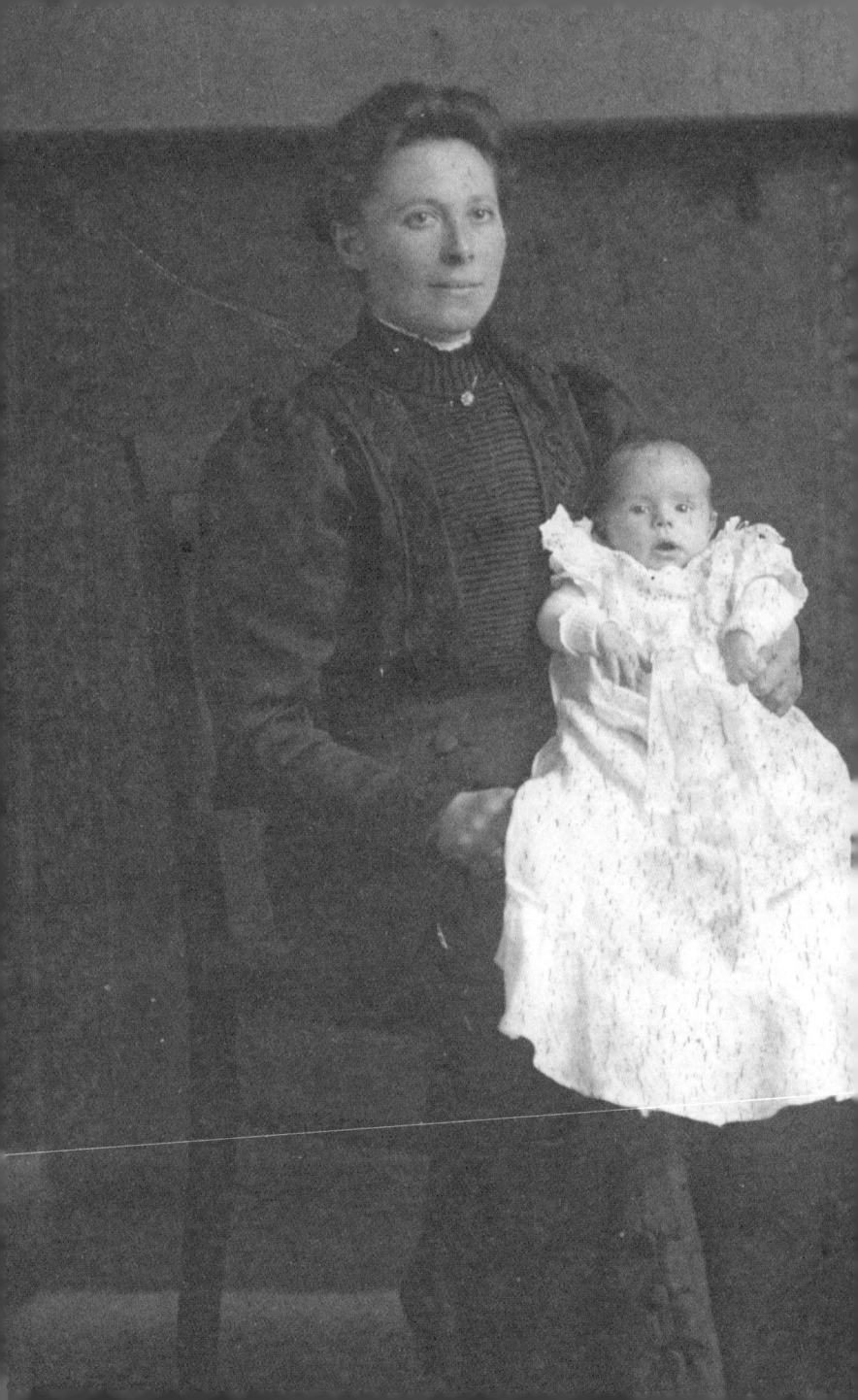

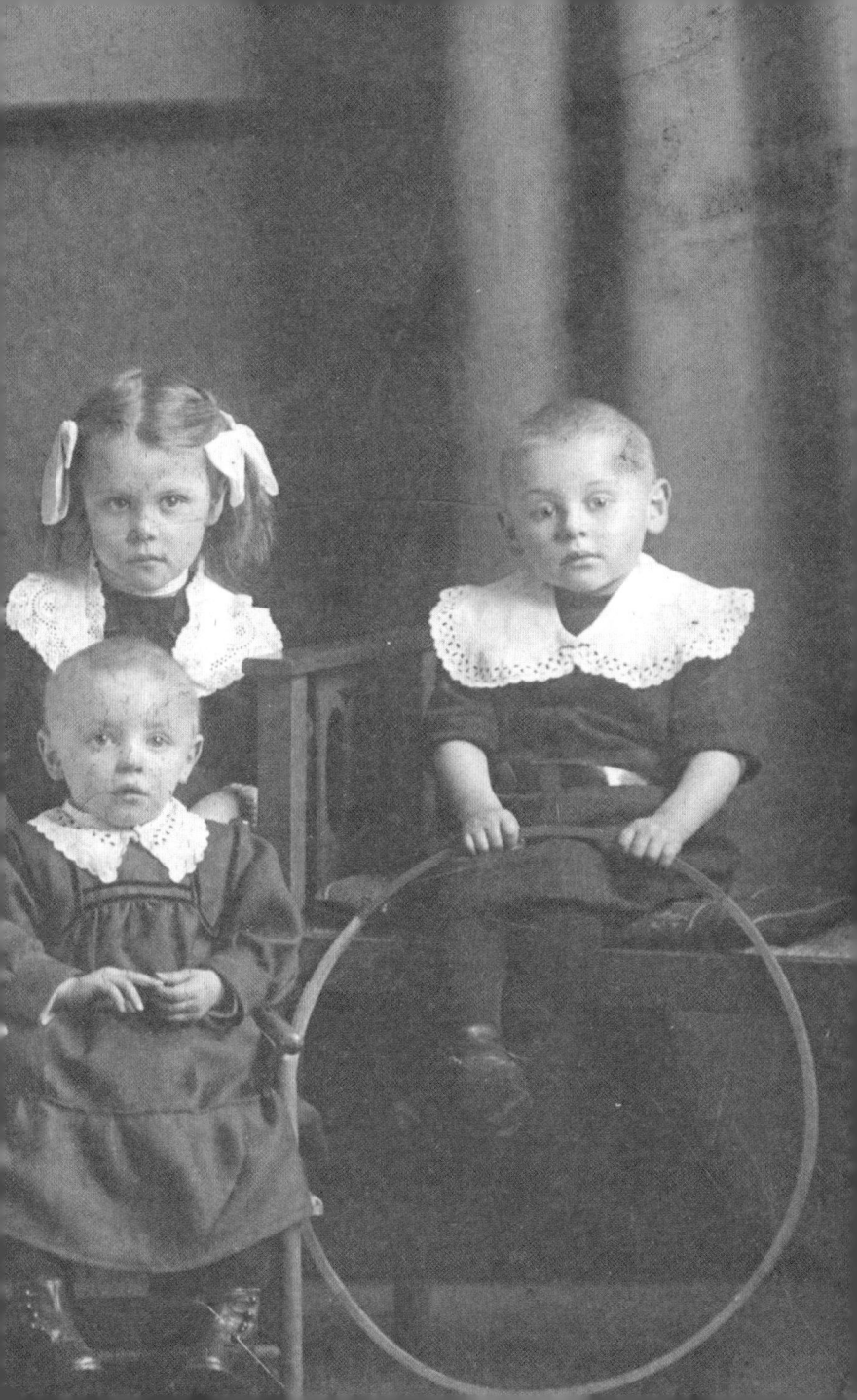

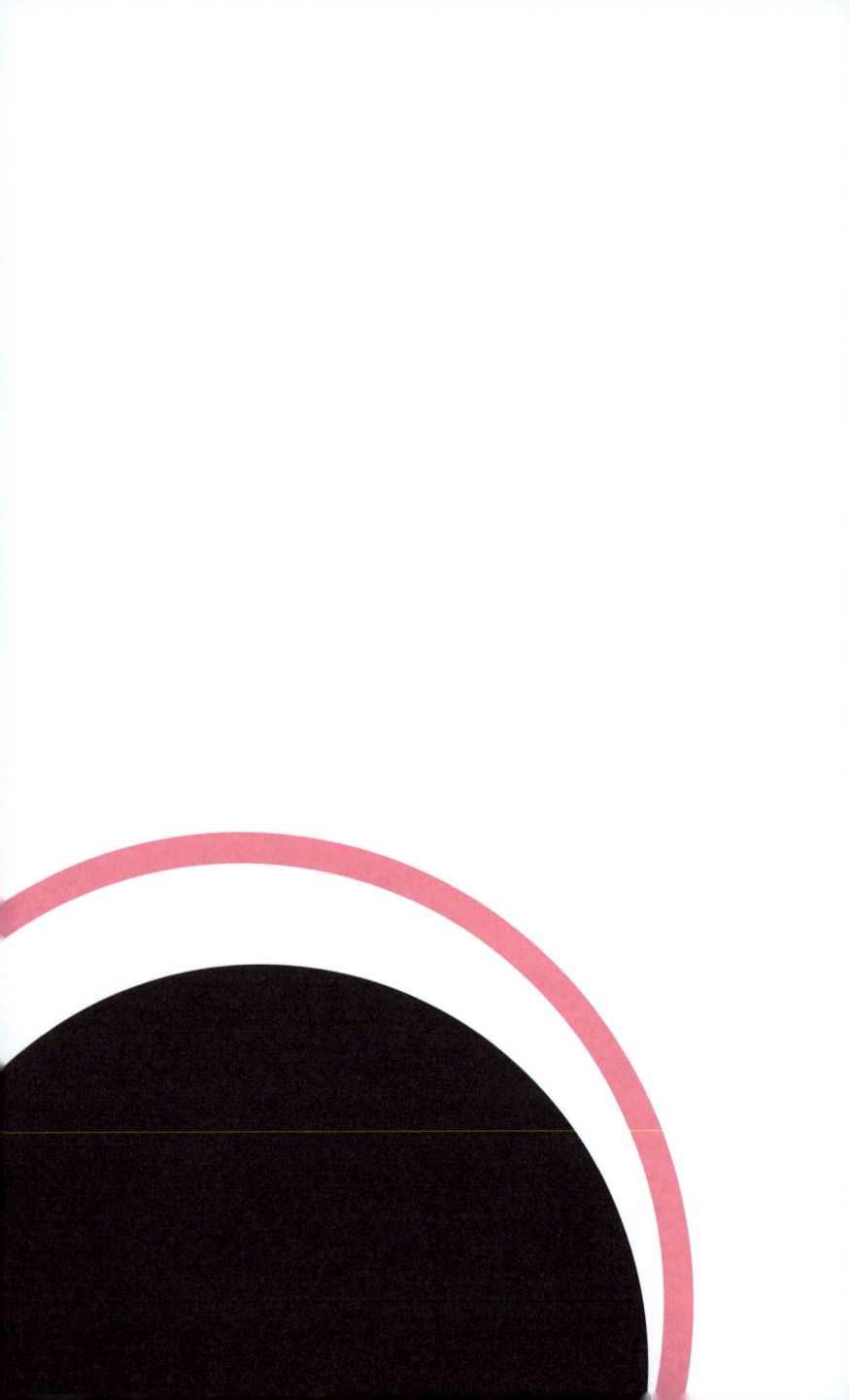

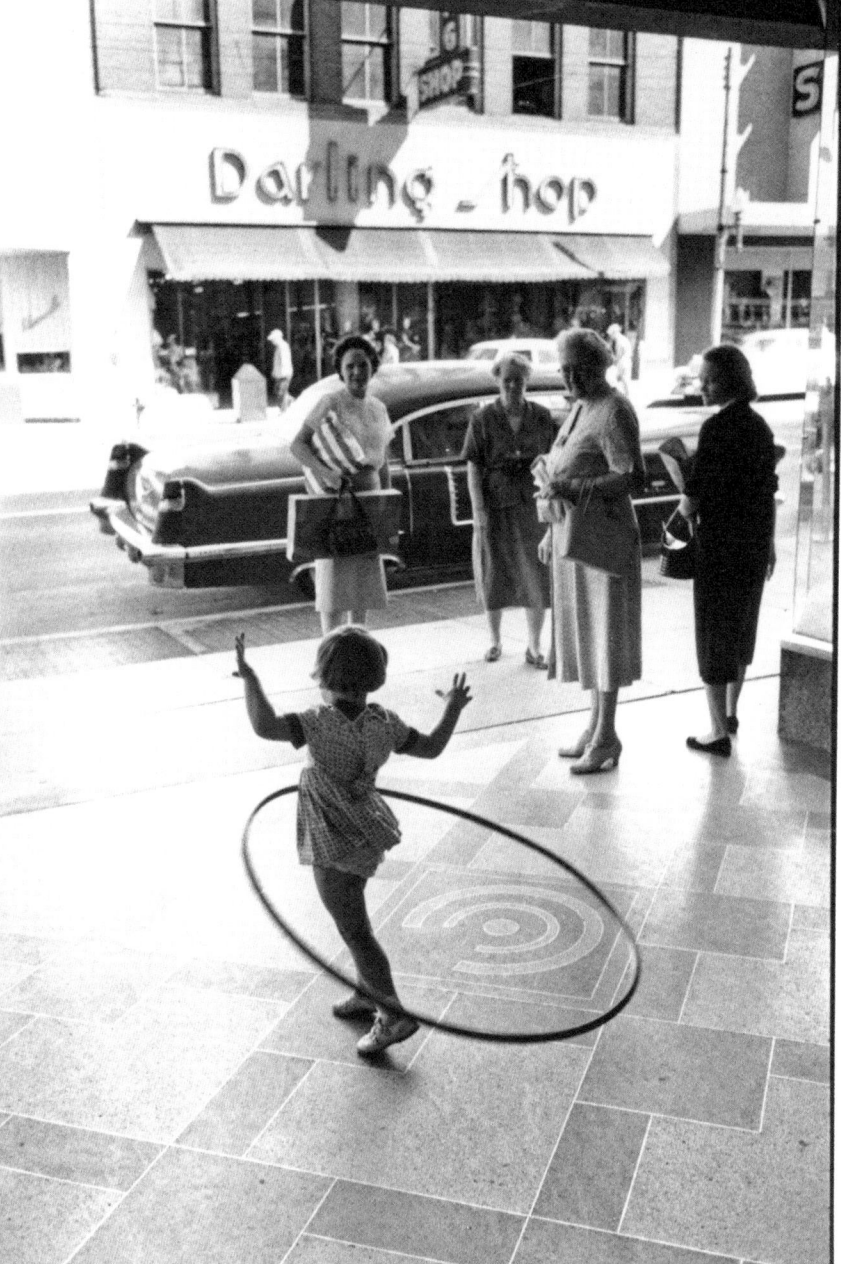

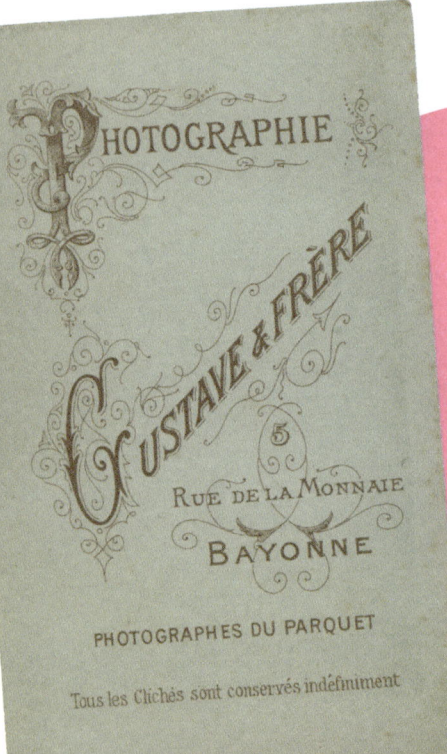

PHOTOGRAPHIE

GUSTAVE & FRÈRE

5

RUE DE LA MONNAIE

BAYONNE

PHOTOGRAPHES DU PARQUET

Tous les Clichés sont conservés indéfiniment

R. DECHAVANNES, PARIS

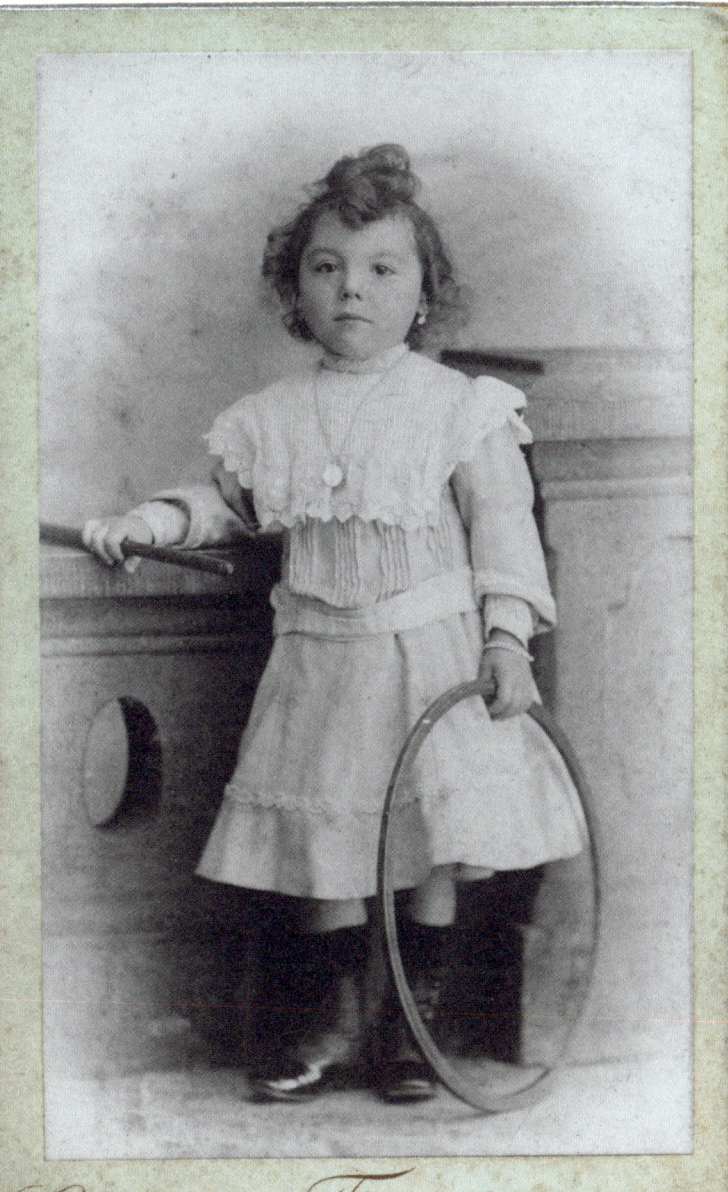

Gustave & Frère BAYONNE

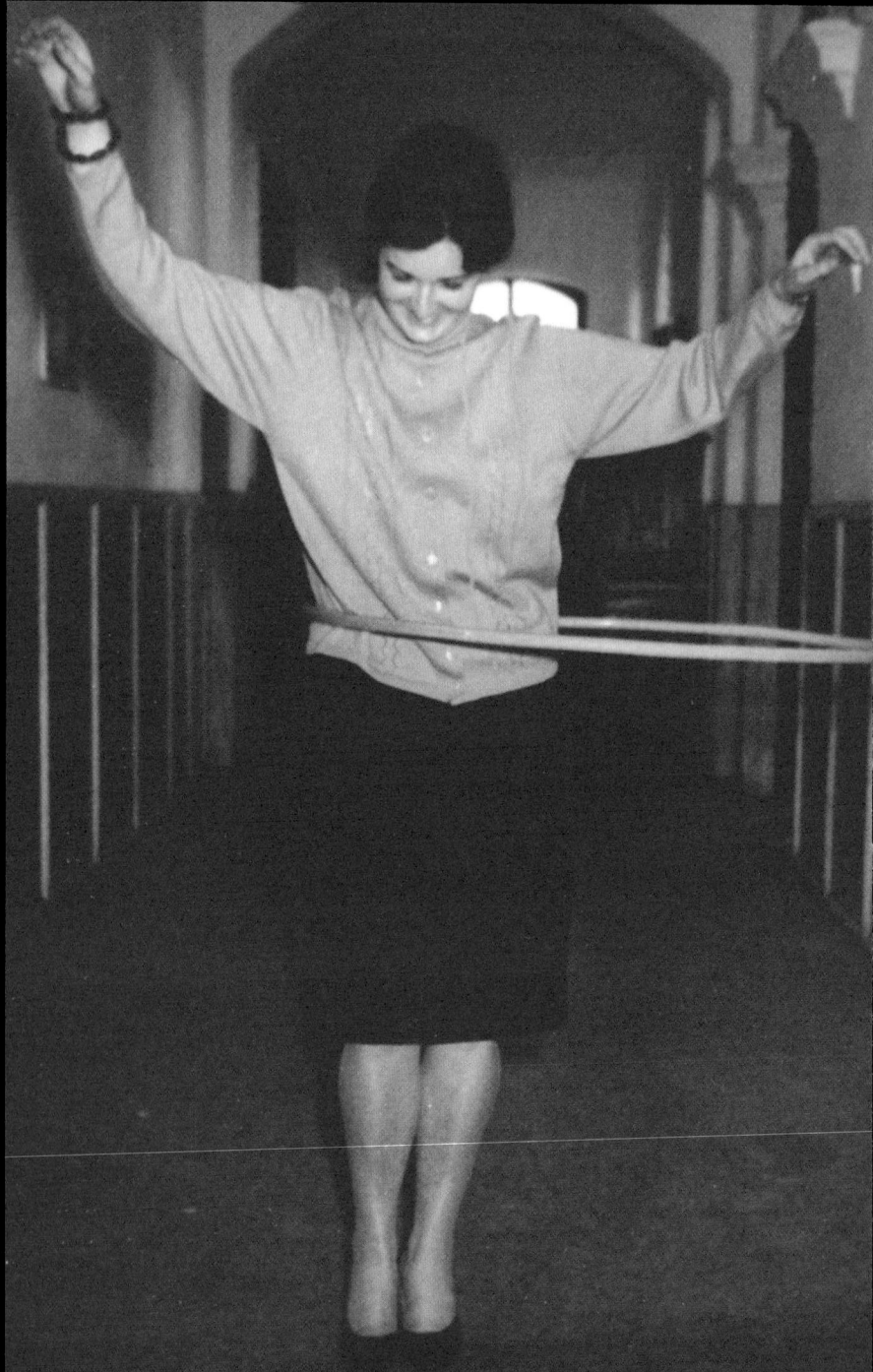

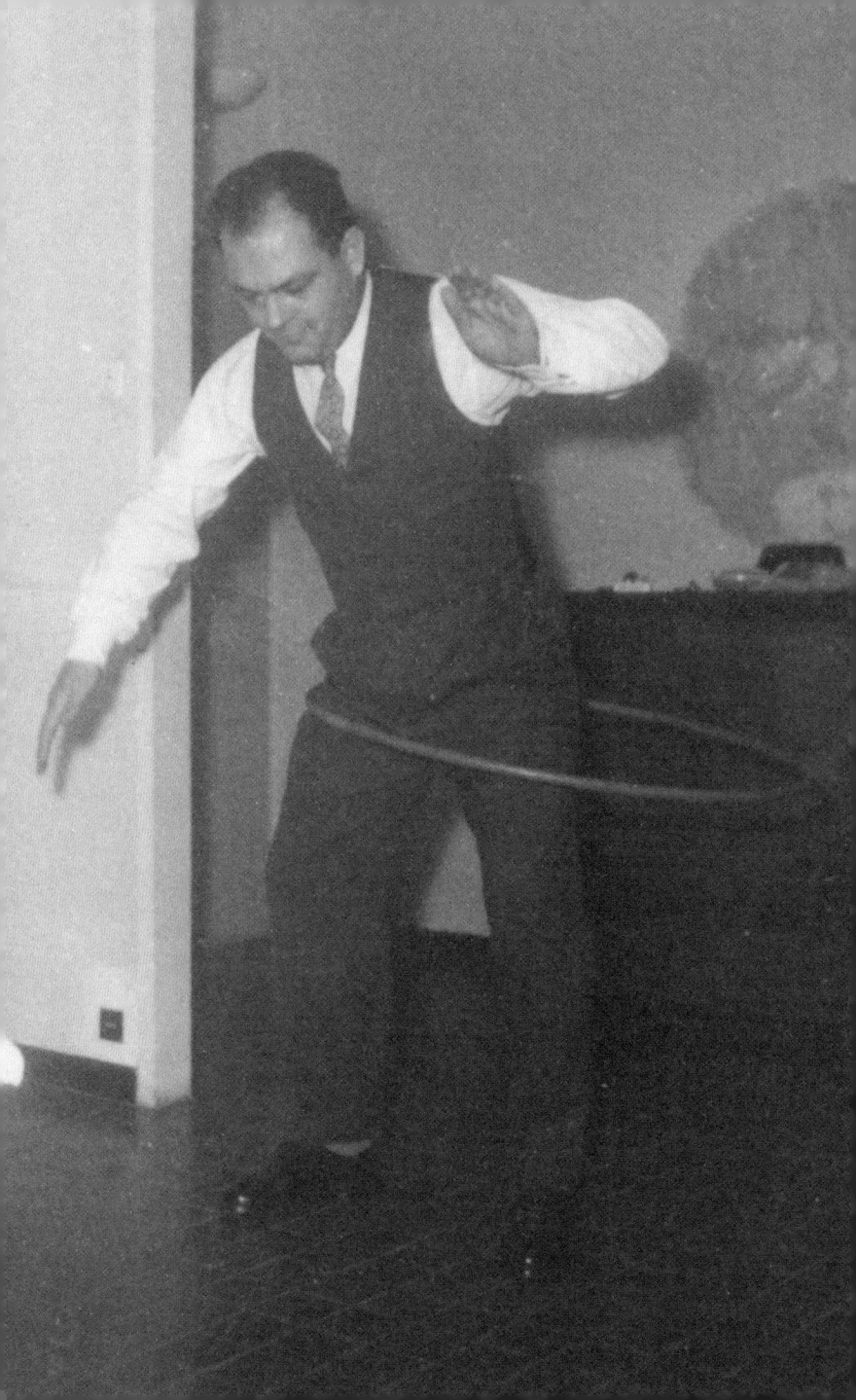

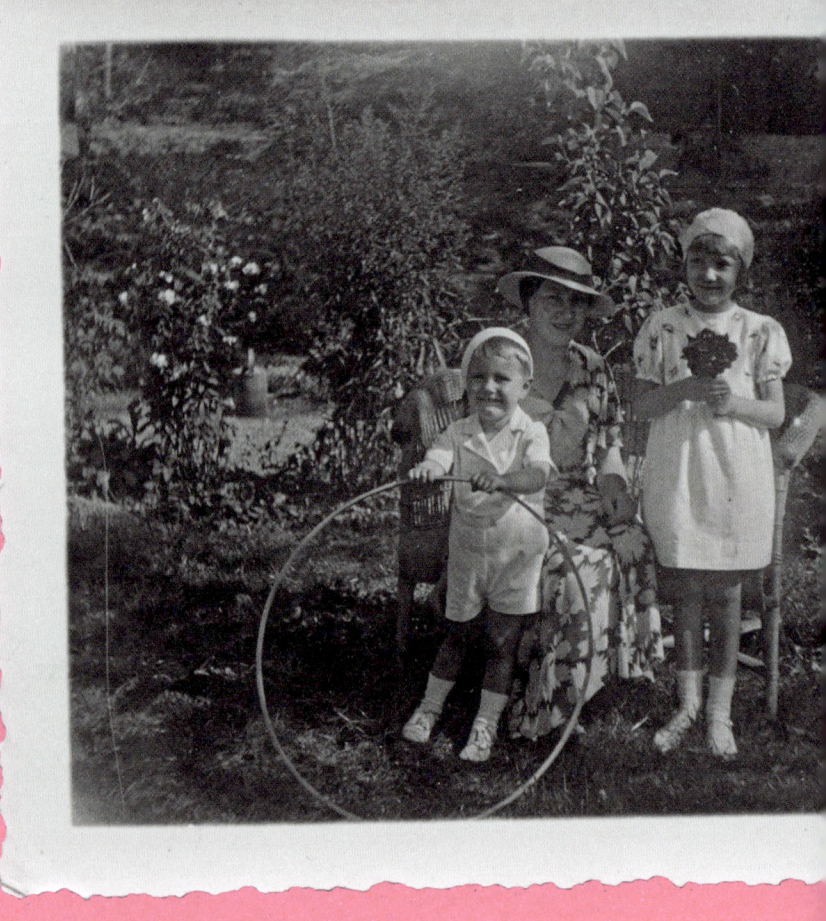

Dieses Bildchen habe ich
Zur 14 Tagen in unserem
Garten aufgenommen.

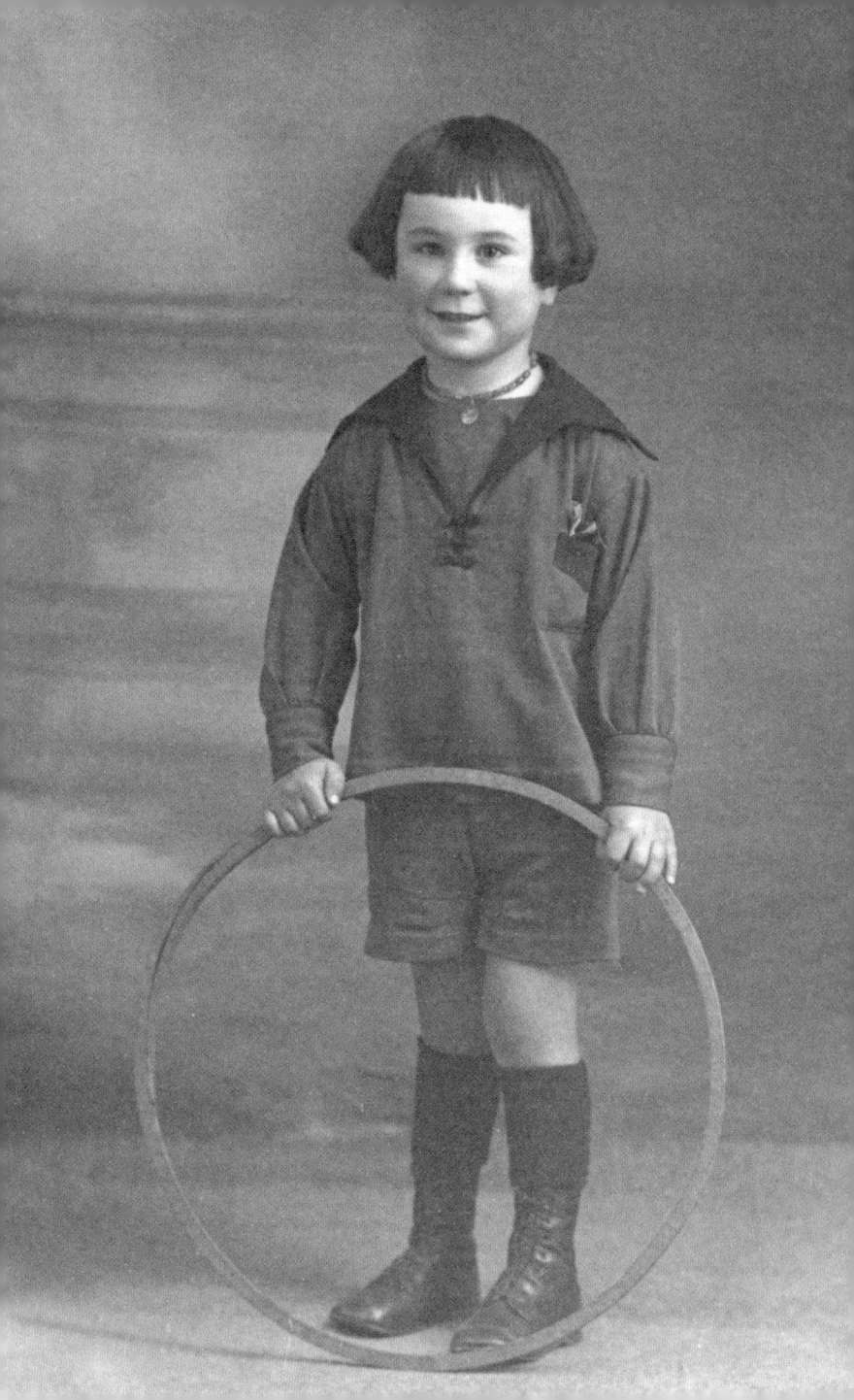

BEFANA 1959
Anche la Befana e Babbo Natale si adeguano ai tempi:
eccoli in Piazza Navona a ballare la Hula-Hup.

Feste / Natale

©   data

FESTE TRADIZIONALI/EPIFANIA

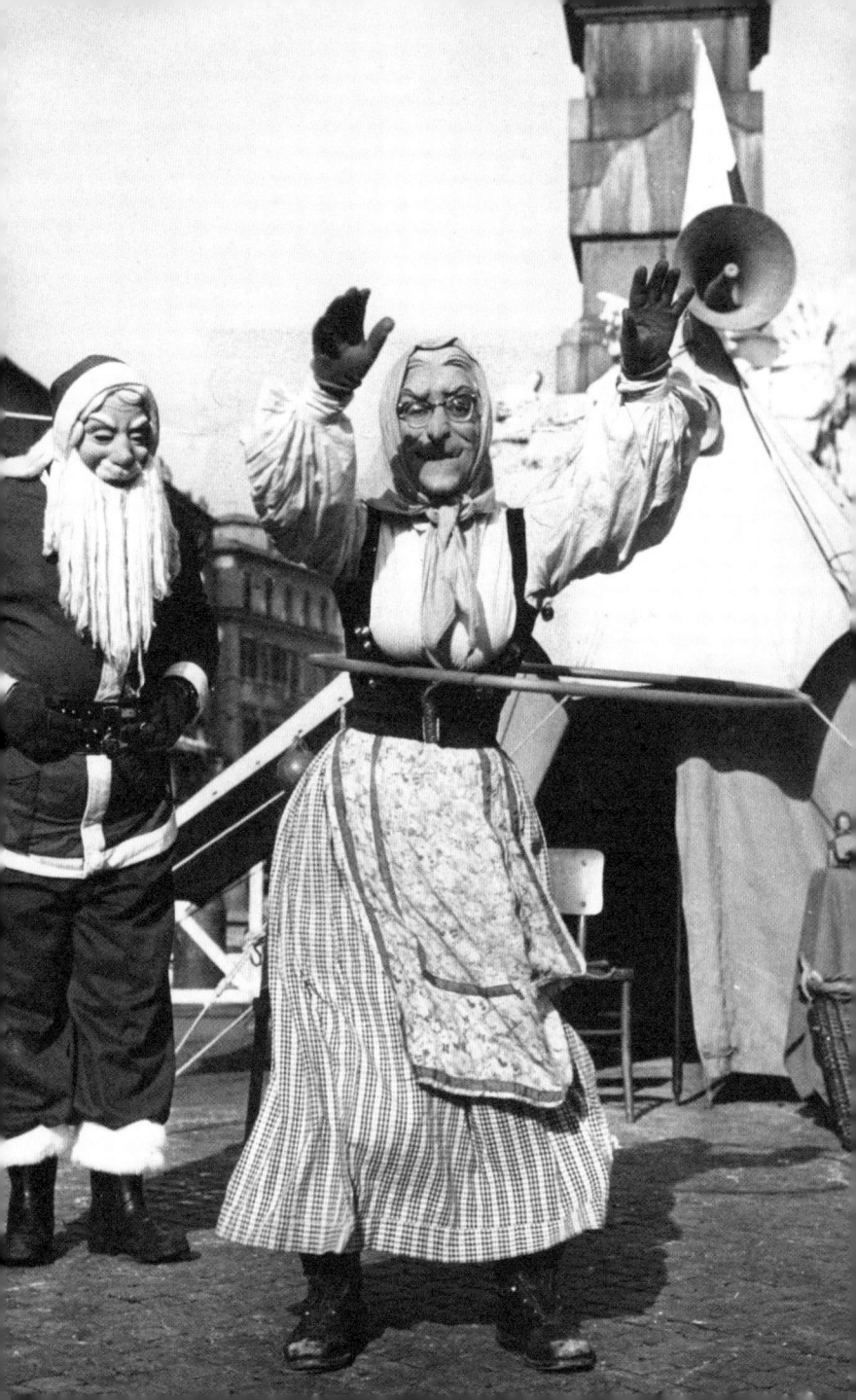

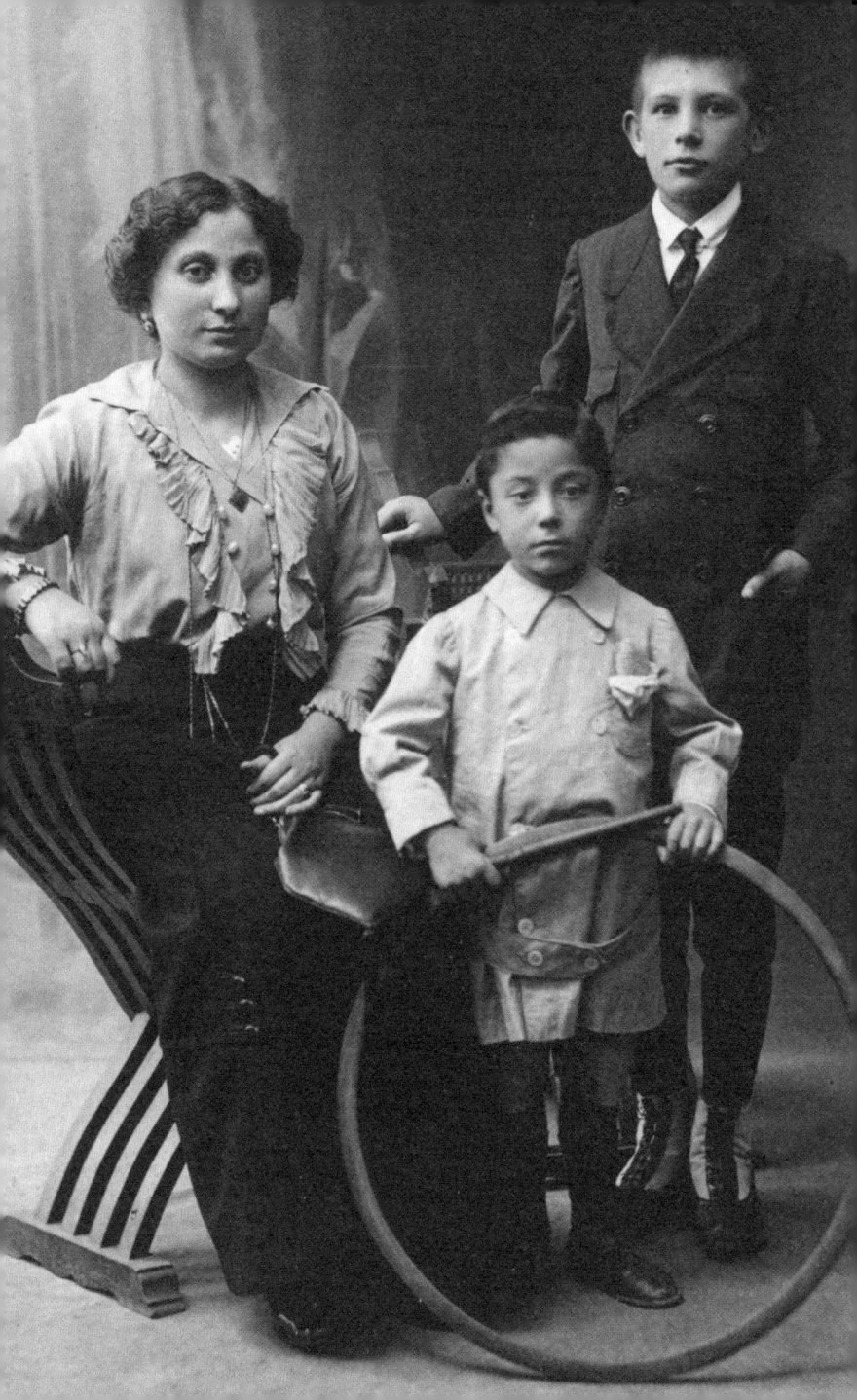

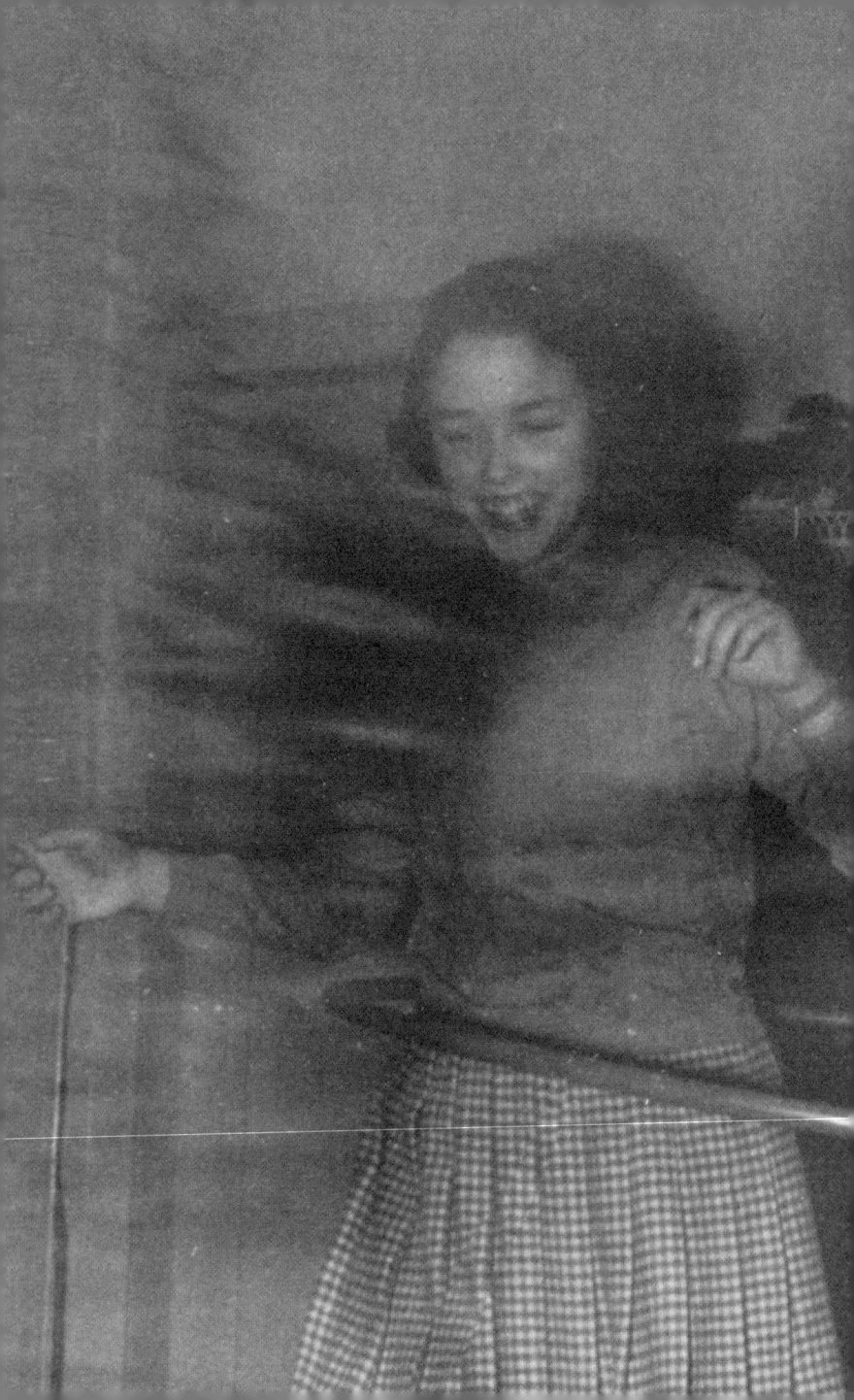

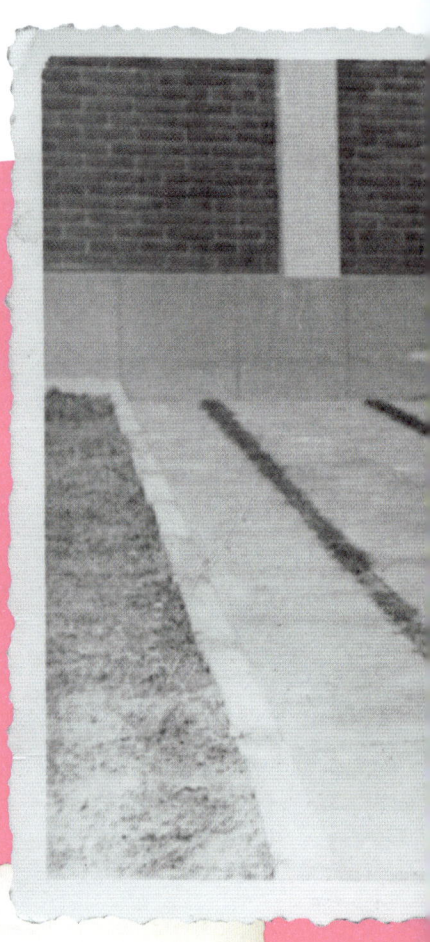

22.2.59

Άγαπητέ μου θα Πάνη καί
θεία Καλλιόπη σας στέλνω την φωτογραφία
μου καί σας εύχομαι Καλό Πάσχα
χαρούμενο χρόνια πολλά. Σας φιλώ ἀναγνιώτας
19/4/59   Ελευθερία Γ. Σάρδη

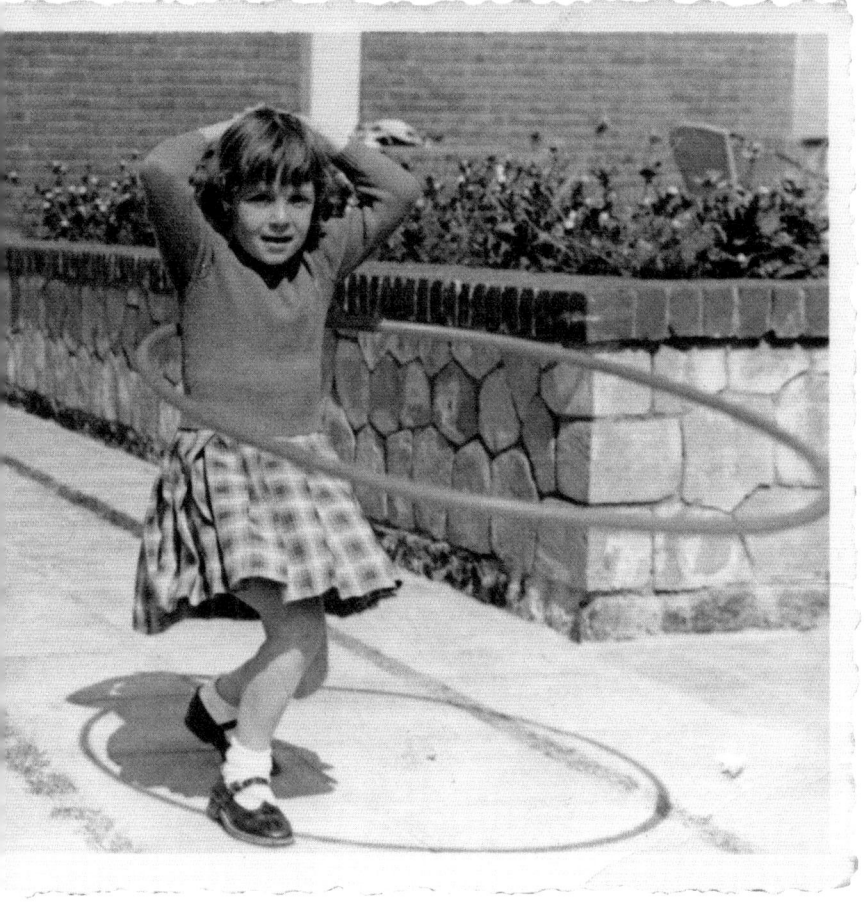

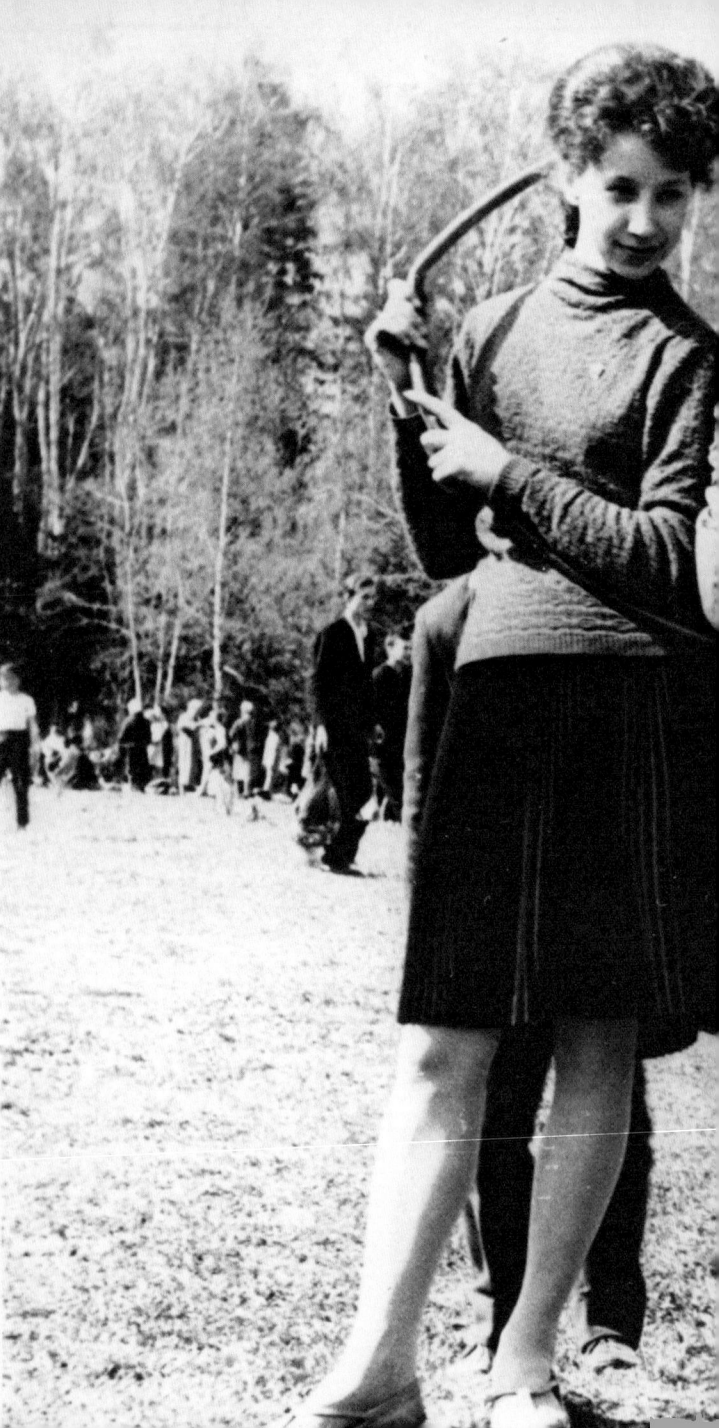

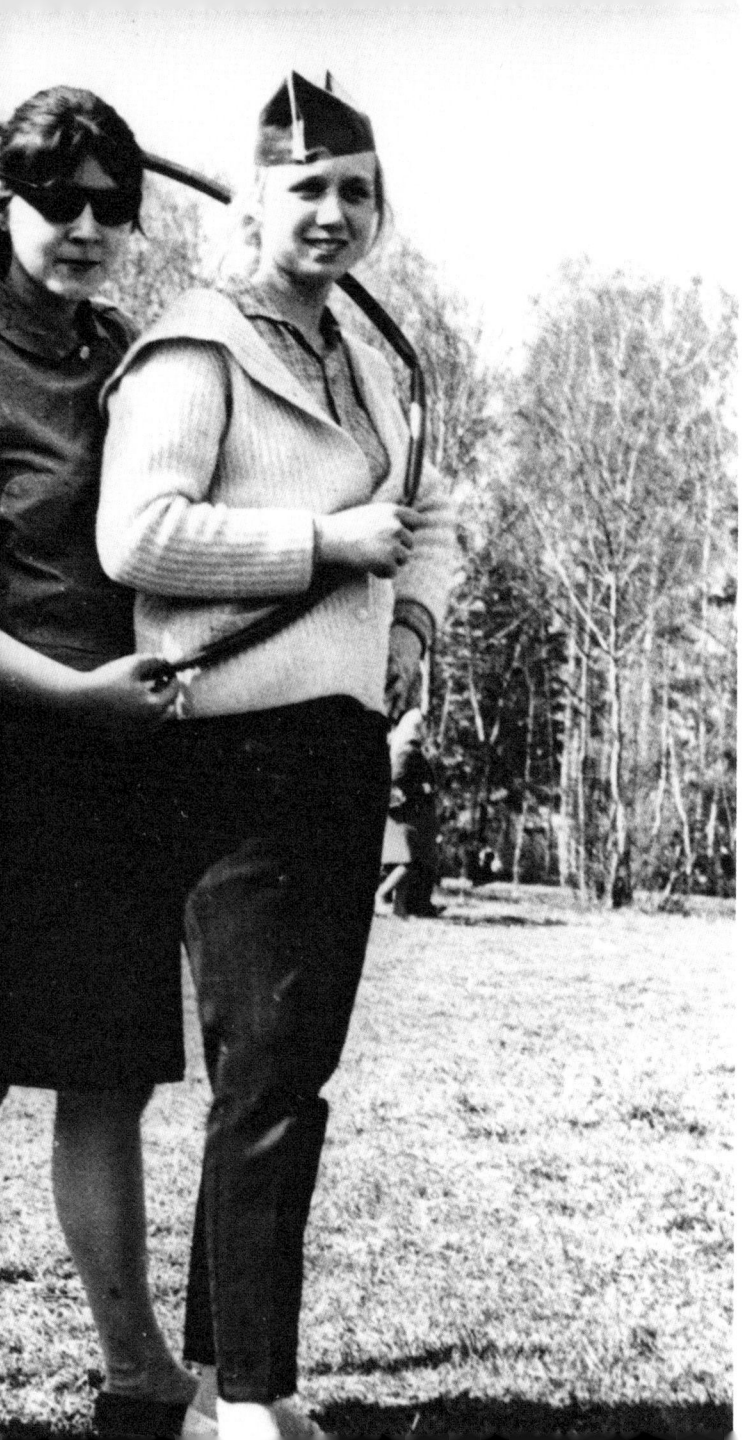

U. of
UN-3- CHICAGO

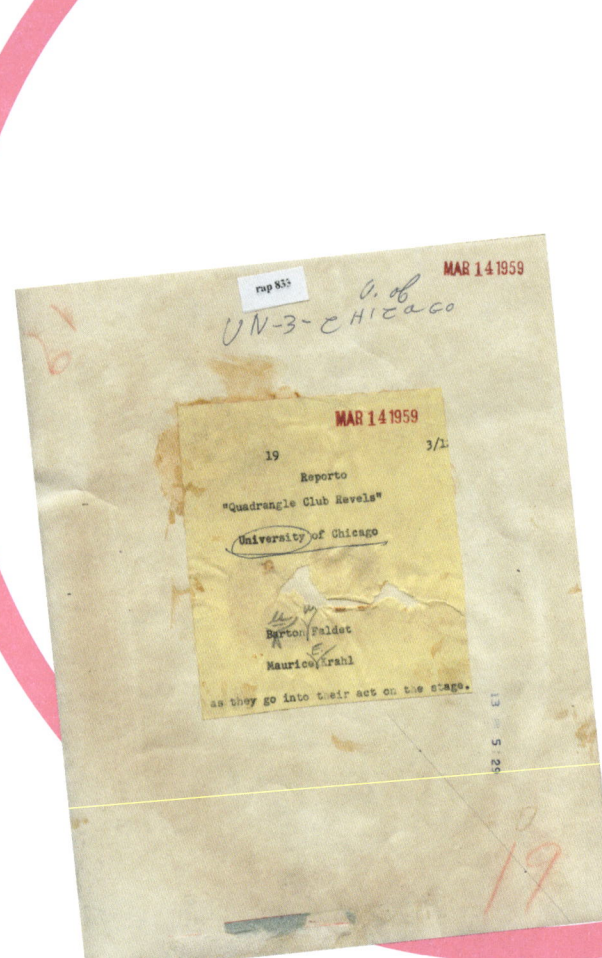

19   3/1

Reporto

"Quadrangle Club Revels"

University of Chicago

Barton Faldet

Maurice Krahl

as they go into their act on the stage.

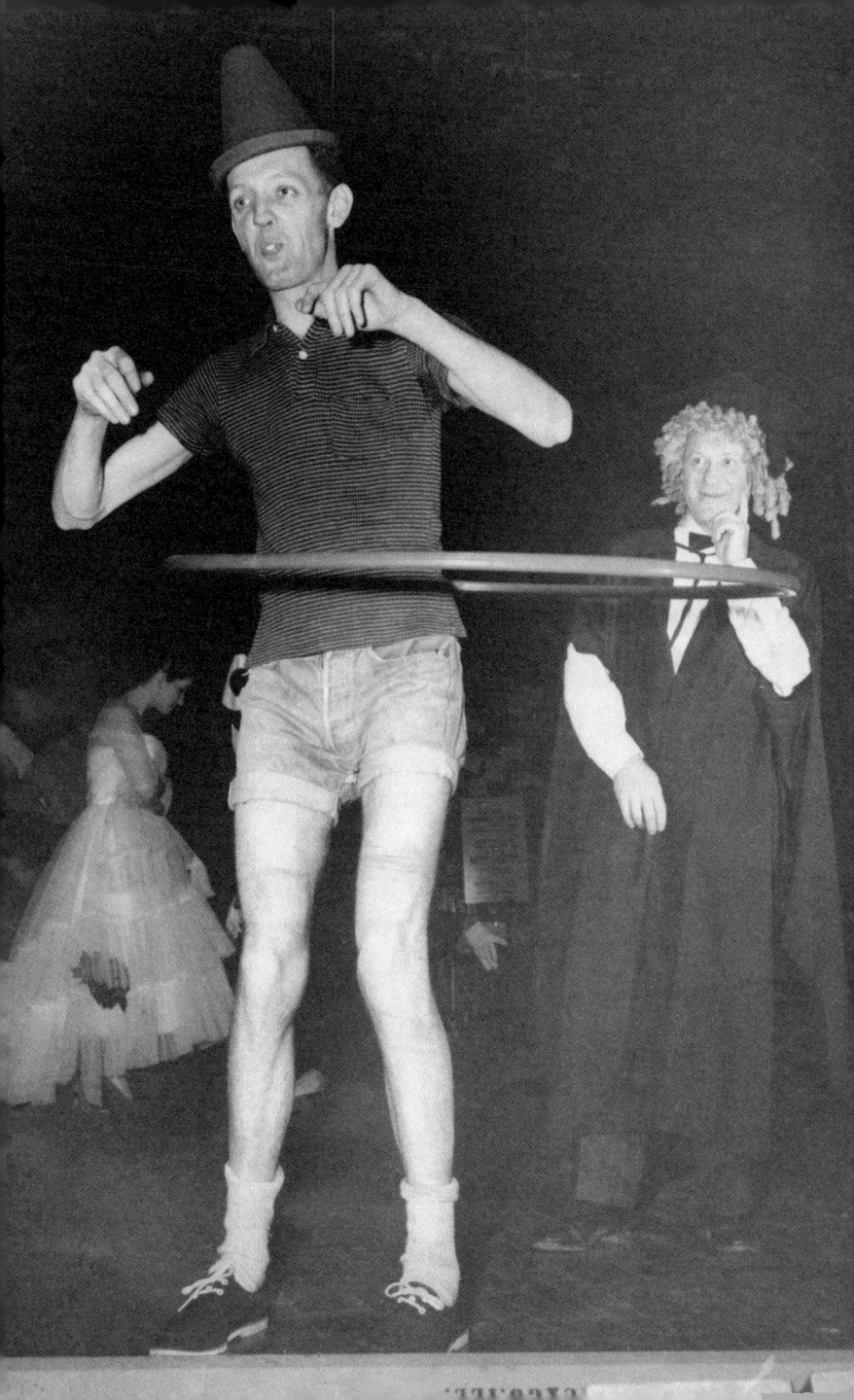

TH. LIEBERT
Fehrfeld 61.

BREMEN. Fehrfeld 61.
DELMENHORST. Ortstr. 20.

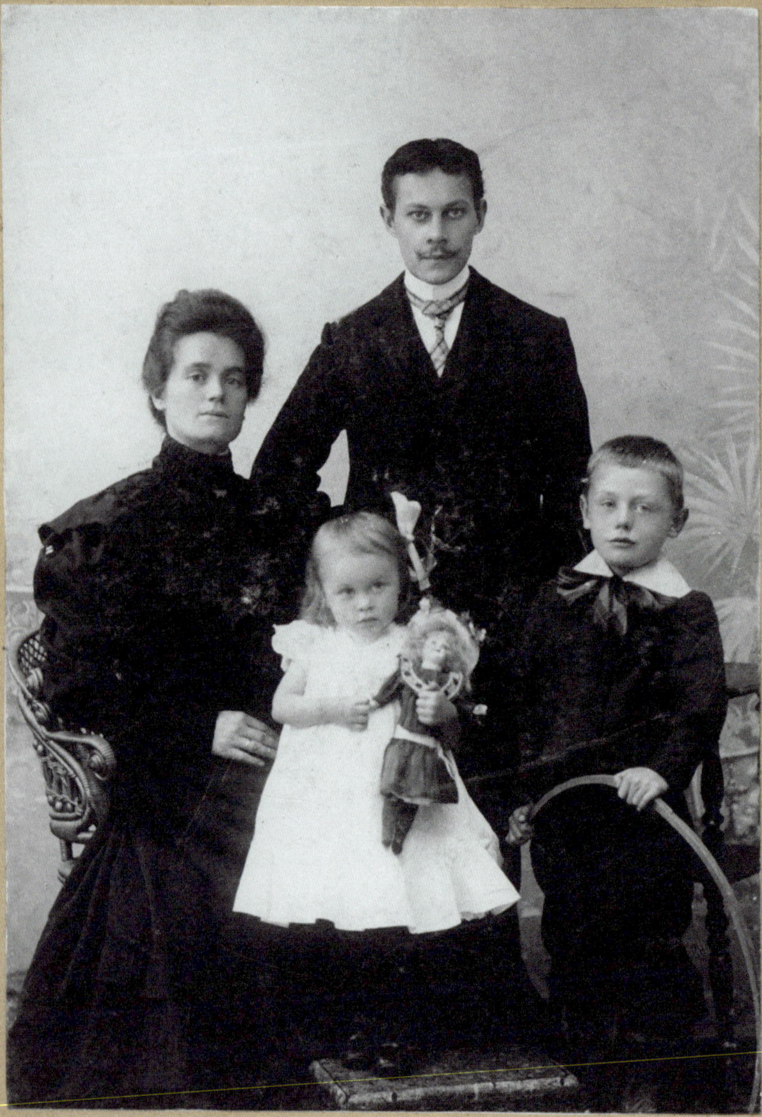

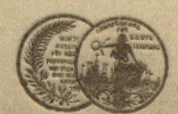

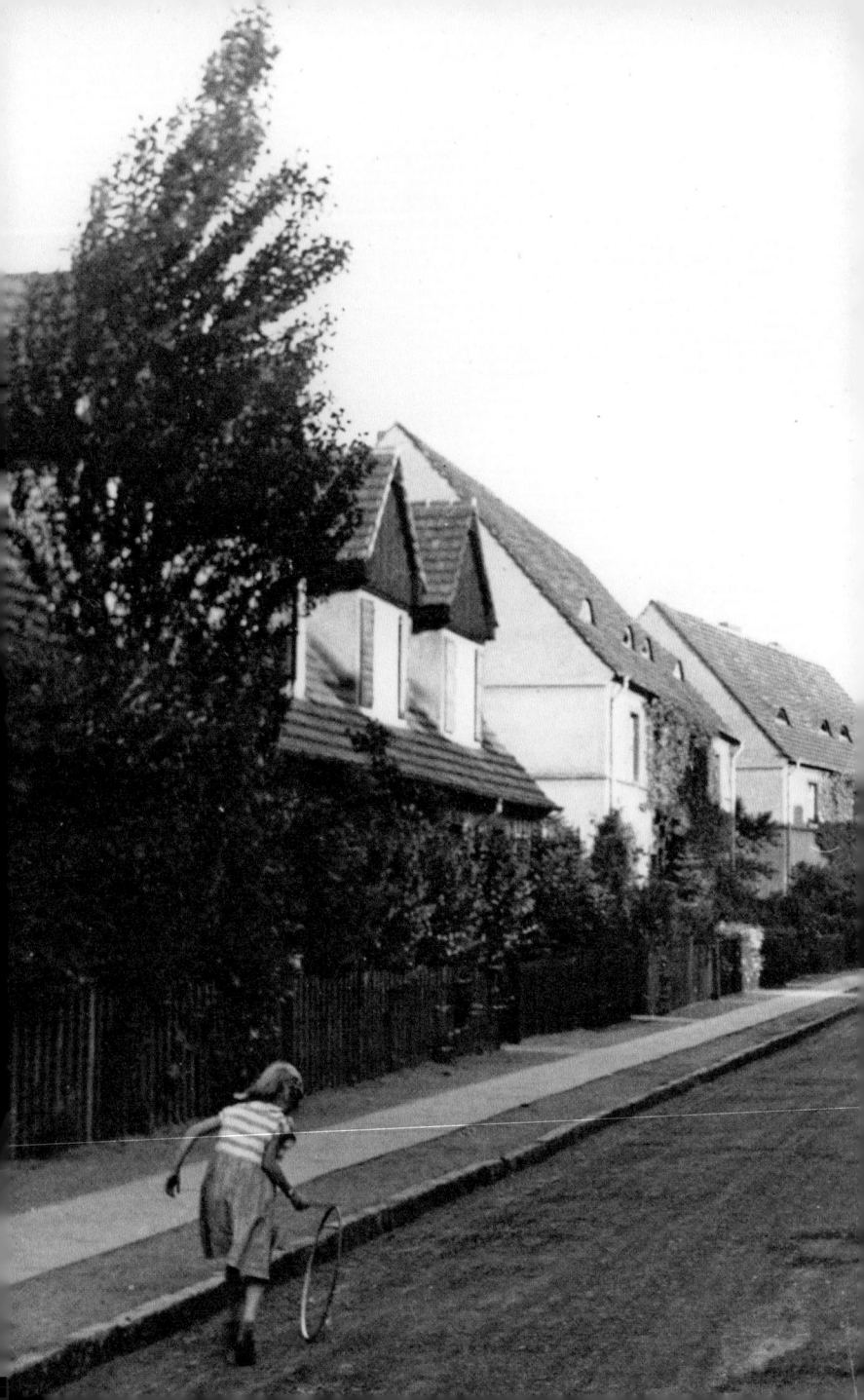

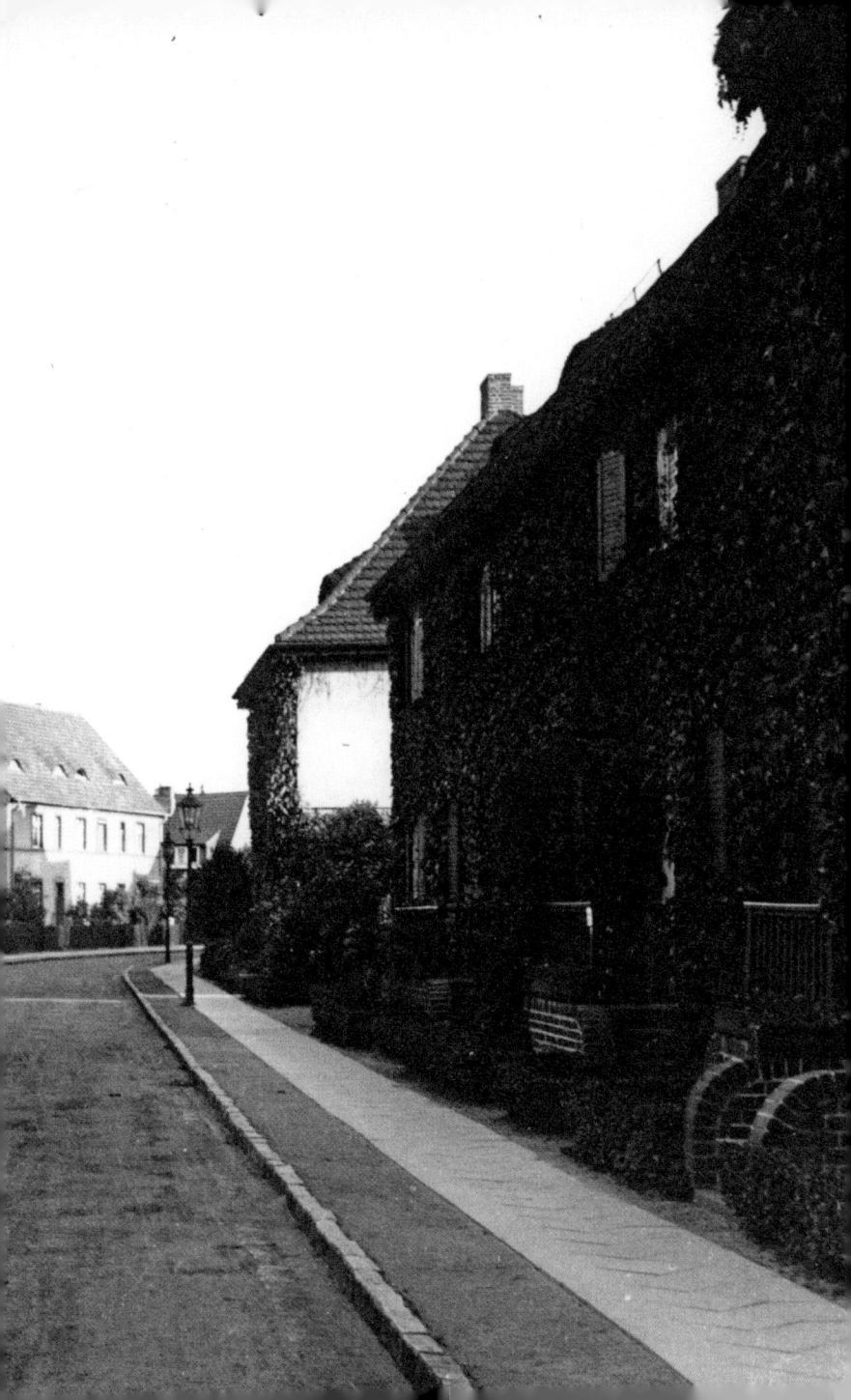

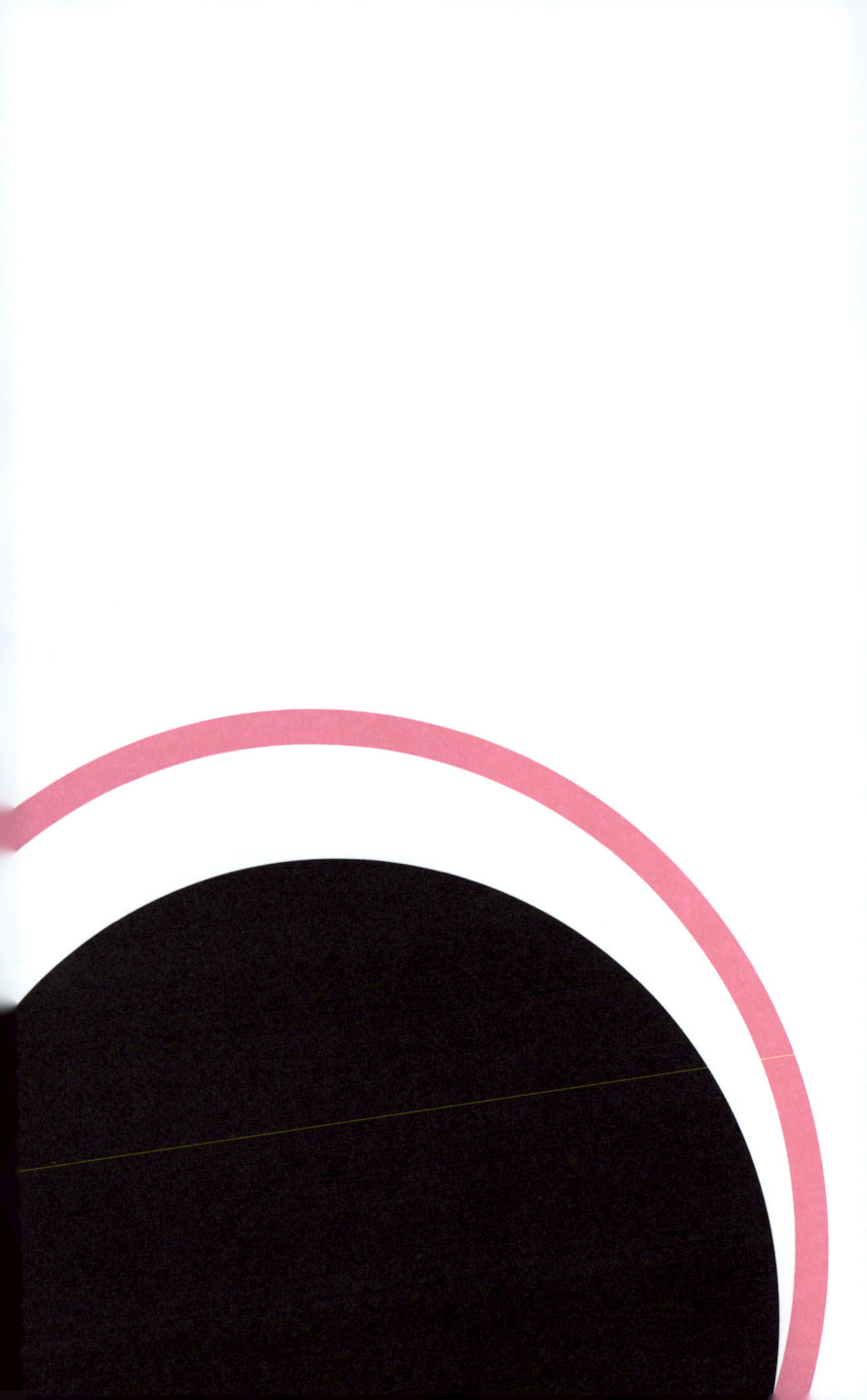

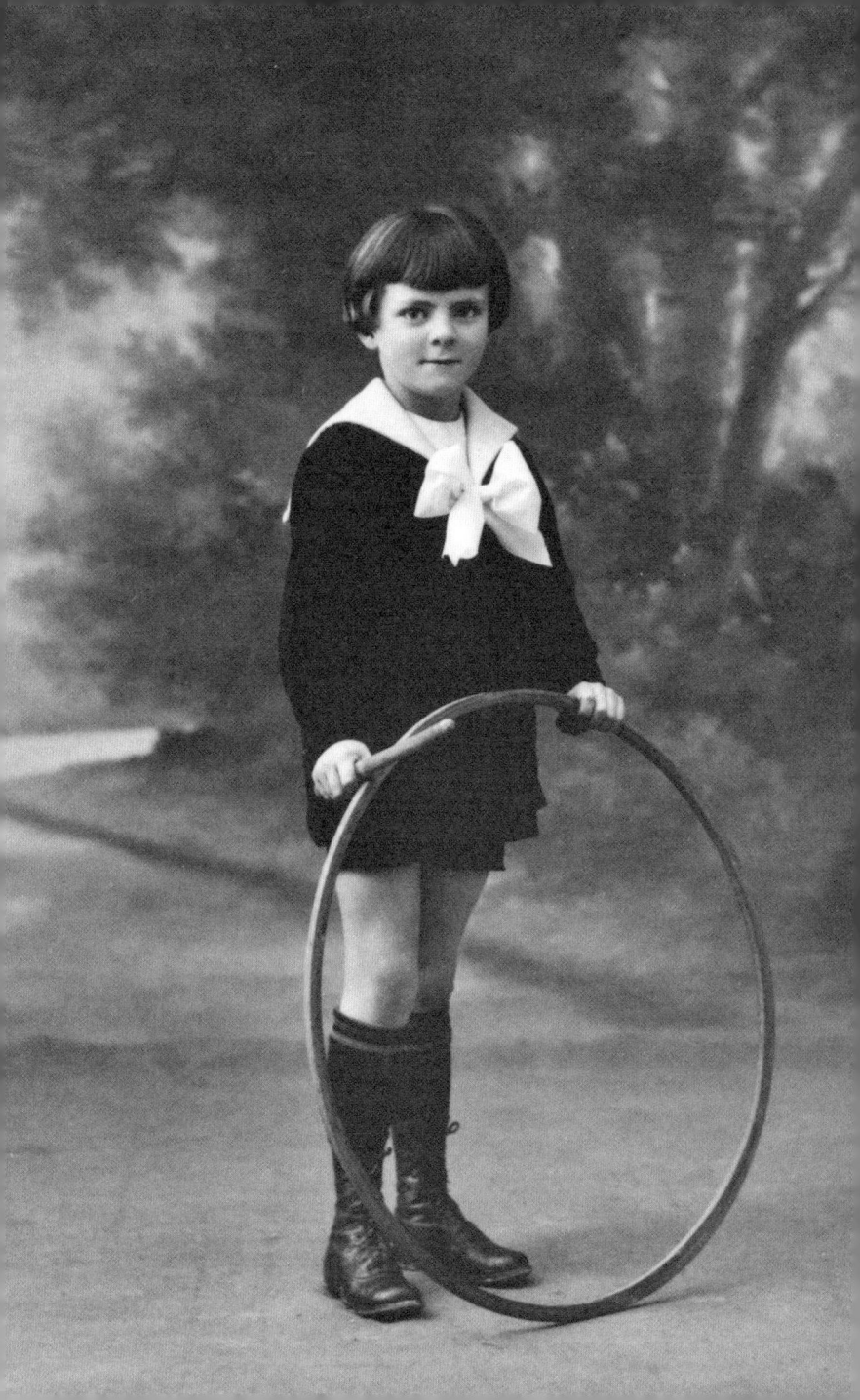

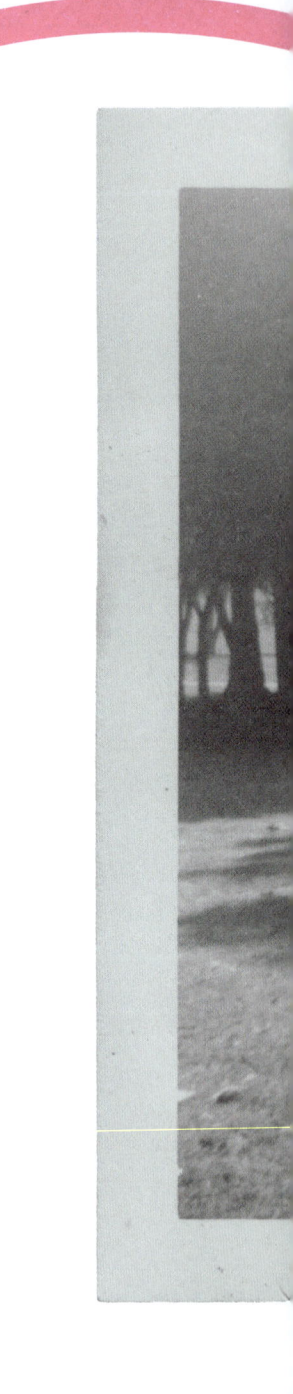

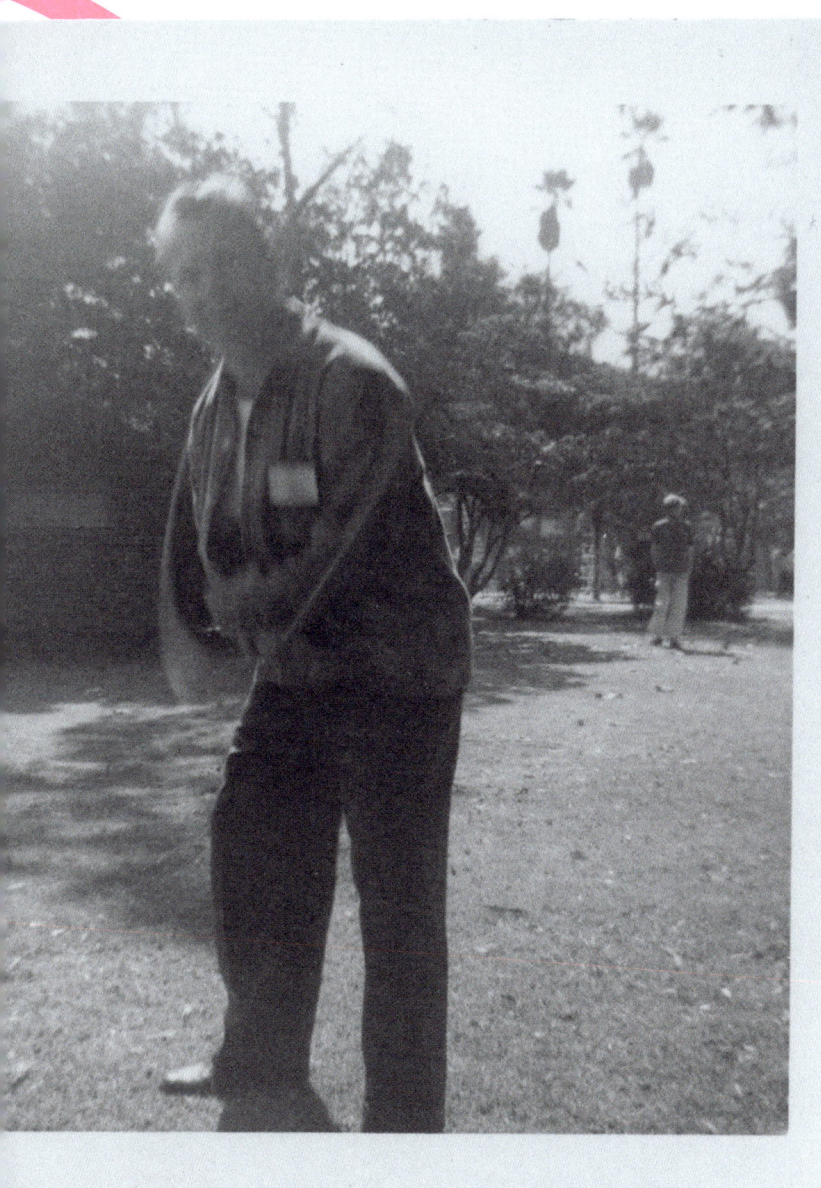

NOV • 58

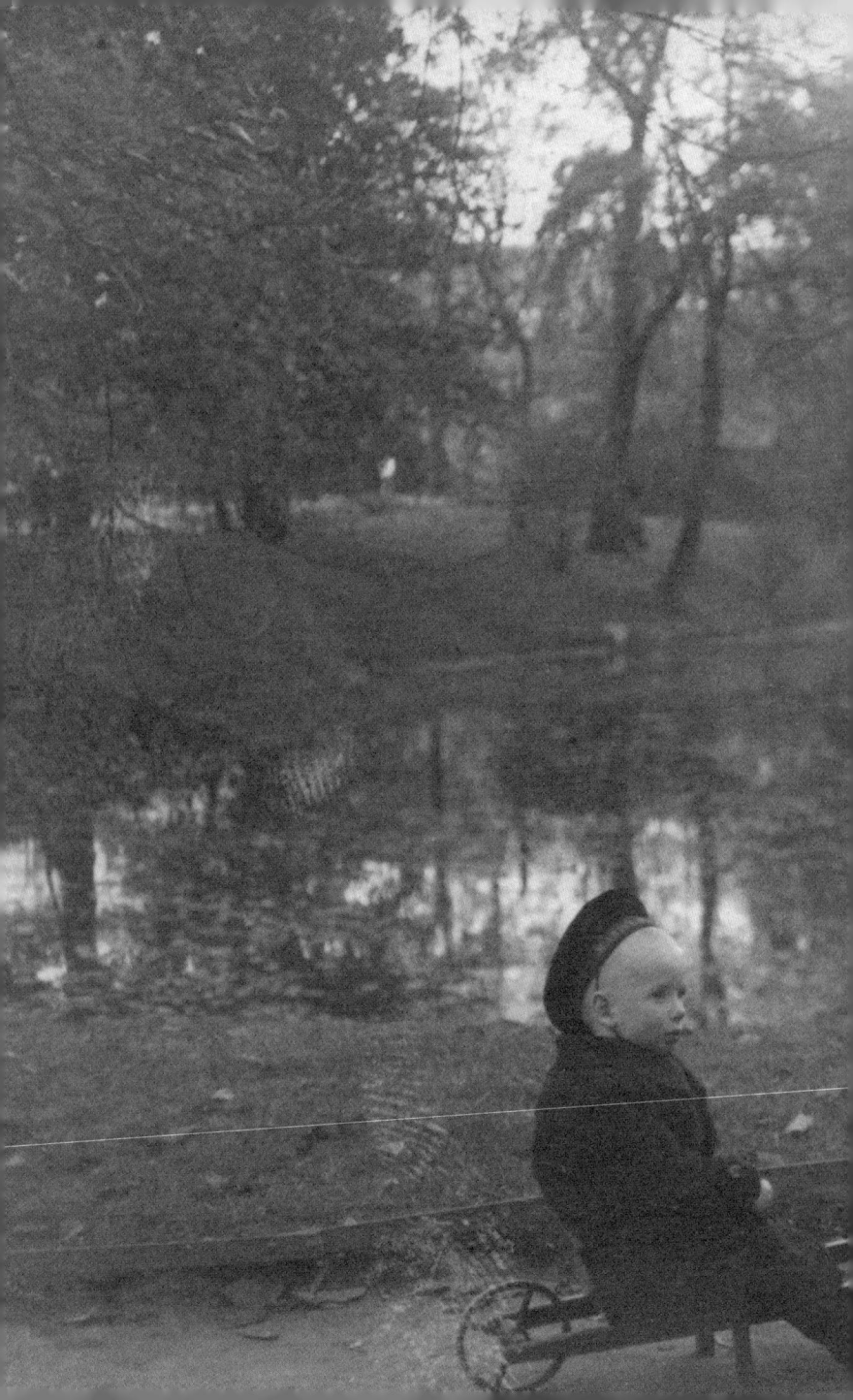

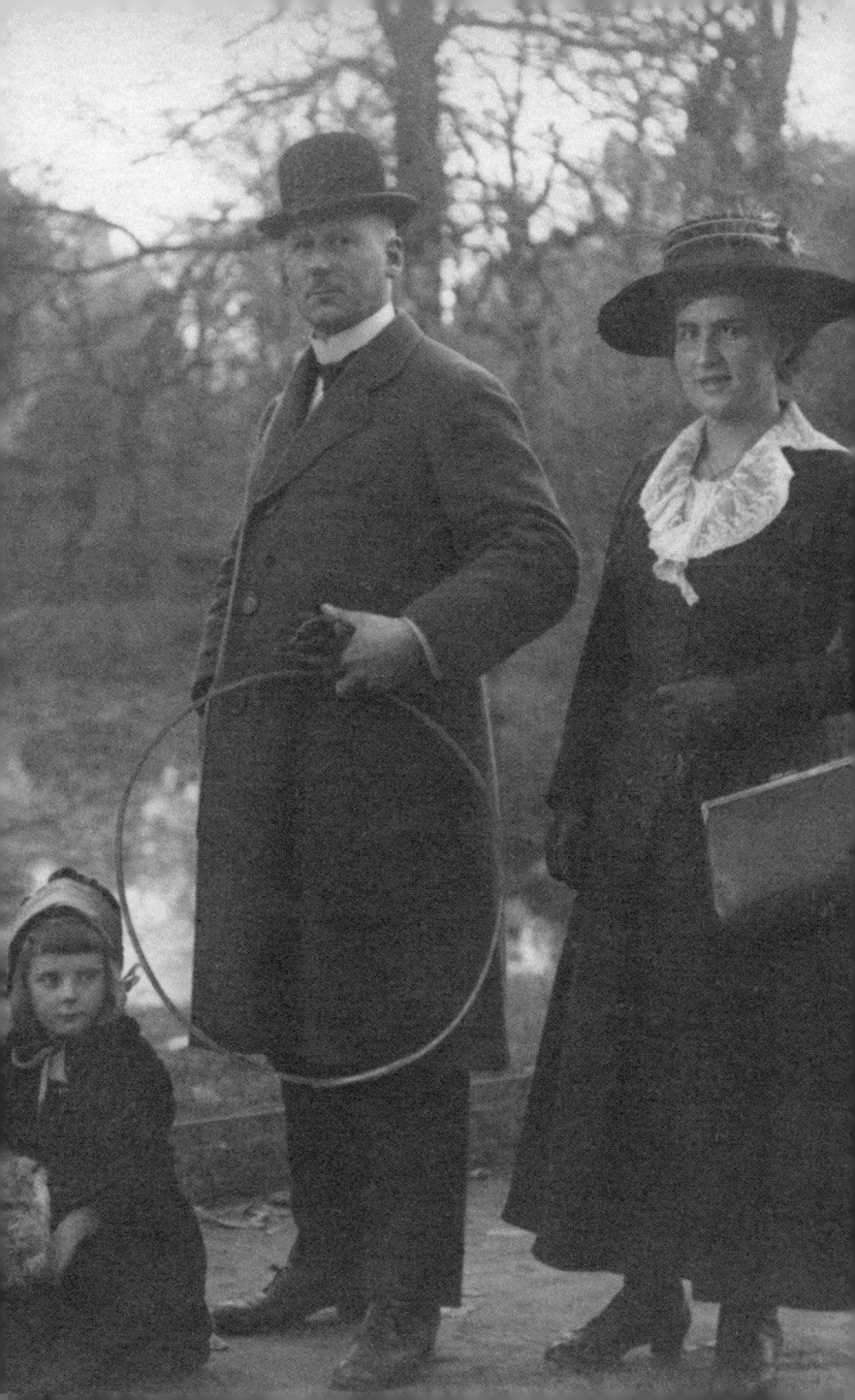

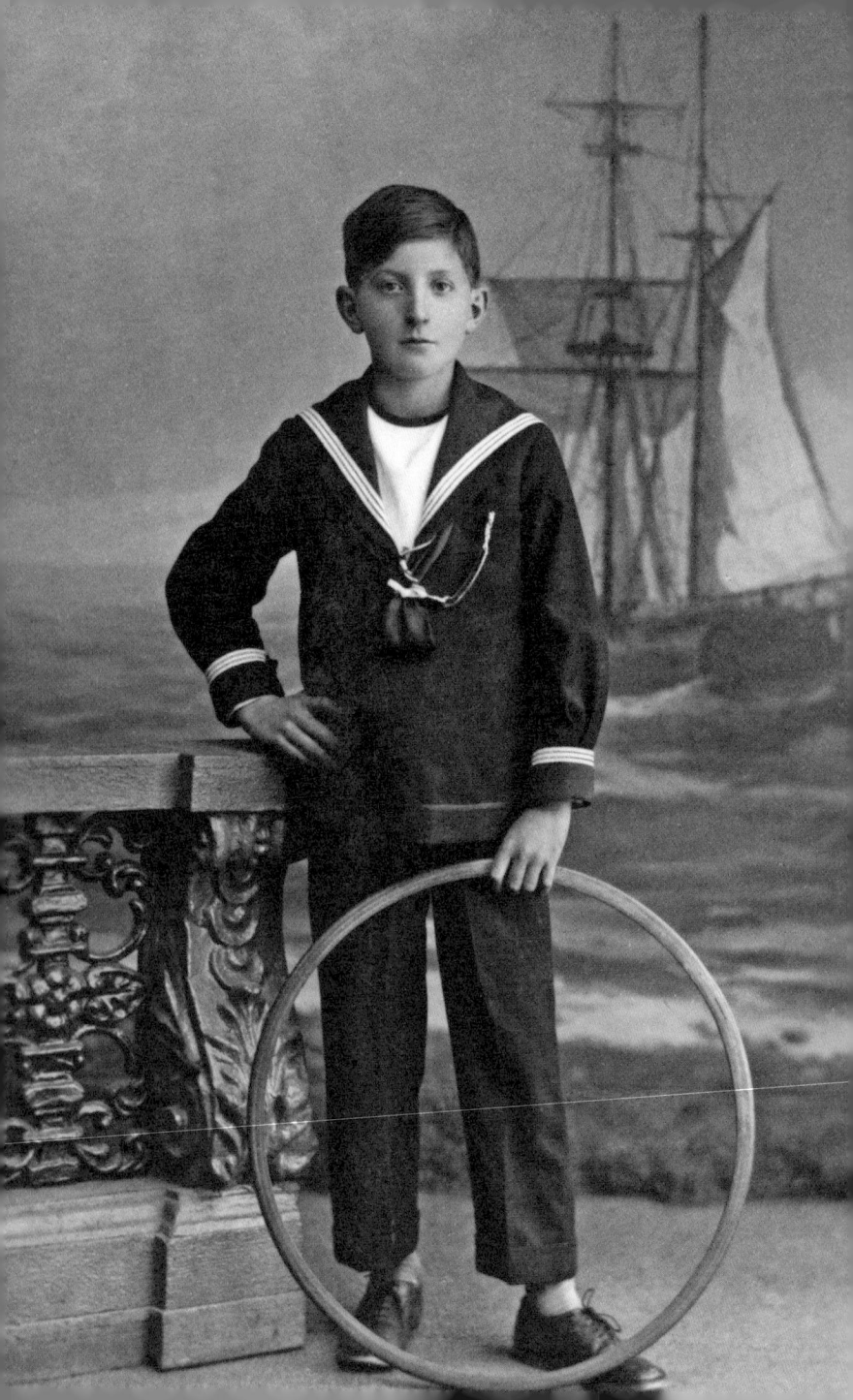

PHOTOGRAPHIE ARTISTIQUE

NATIONALE

SPÉCIALITÉ

d'Agrandissements Inaltérables

L. Pozzo

39

Rue Servient

LYON

Les Clichés sont conservés

B.P. GRIMAUD PARIS

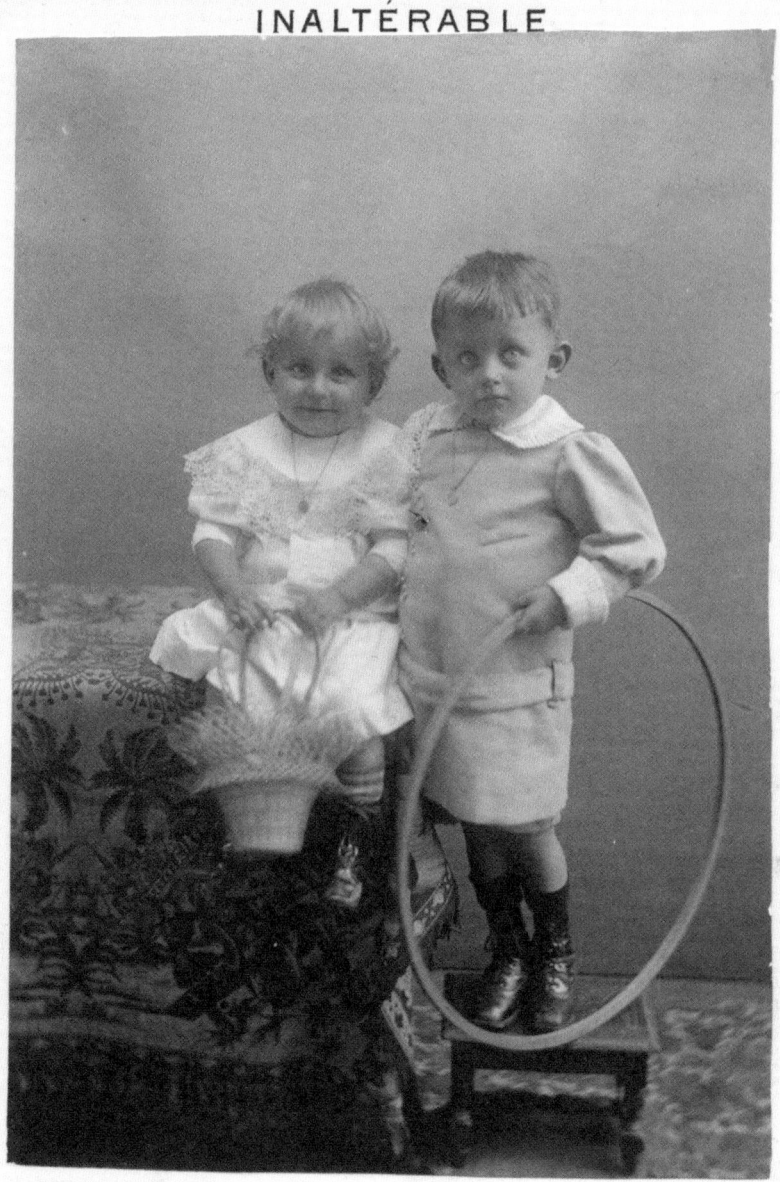

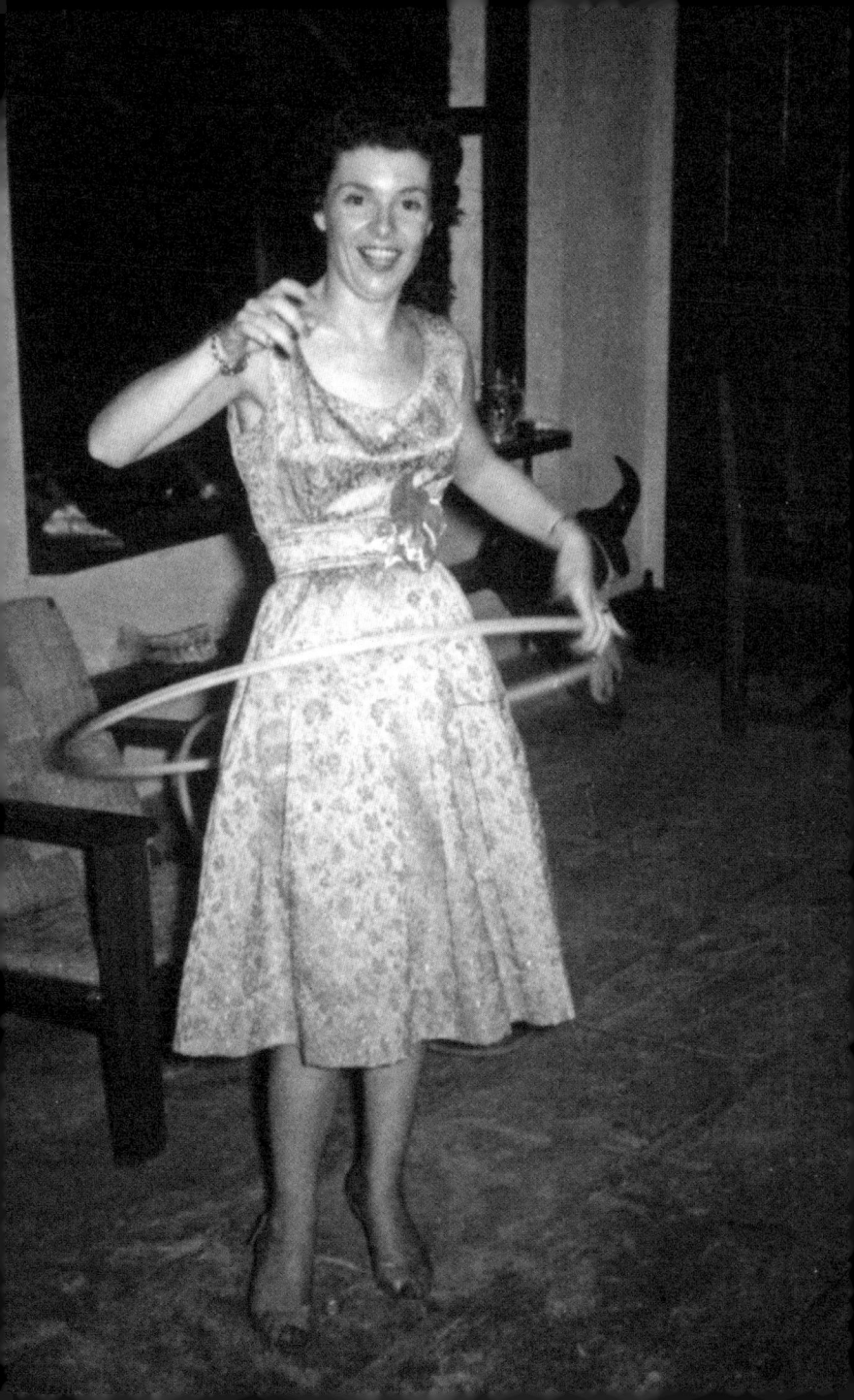

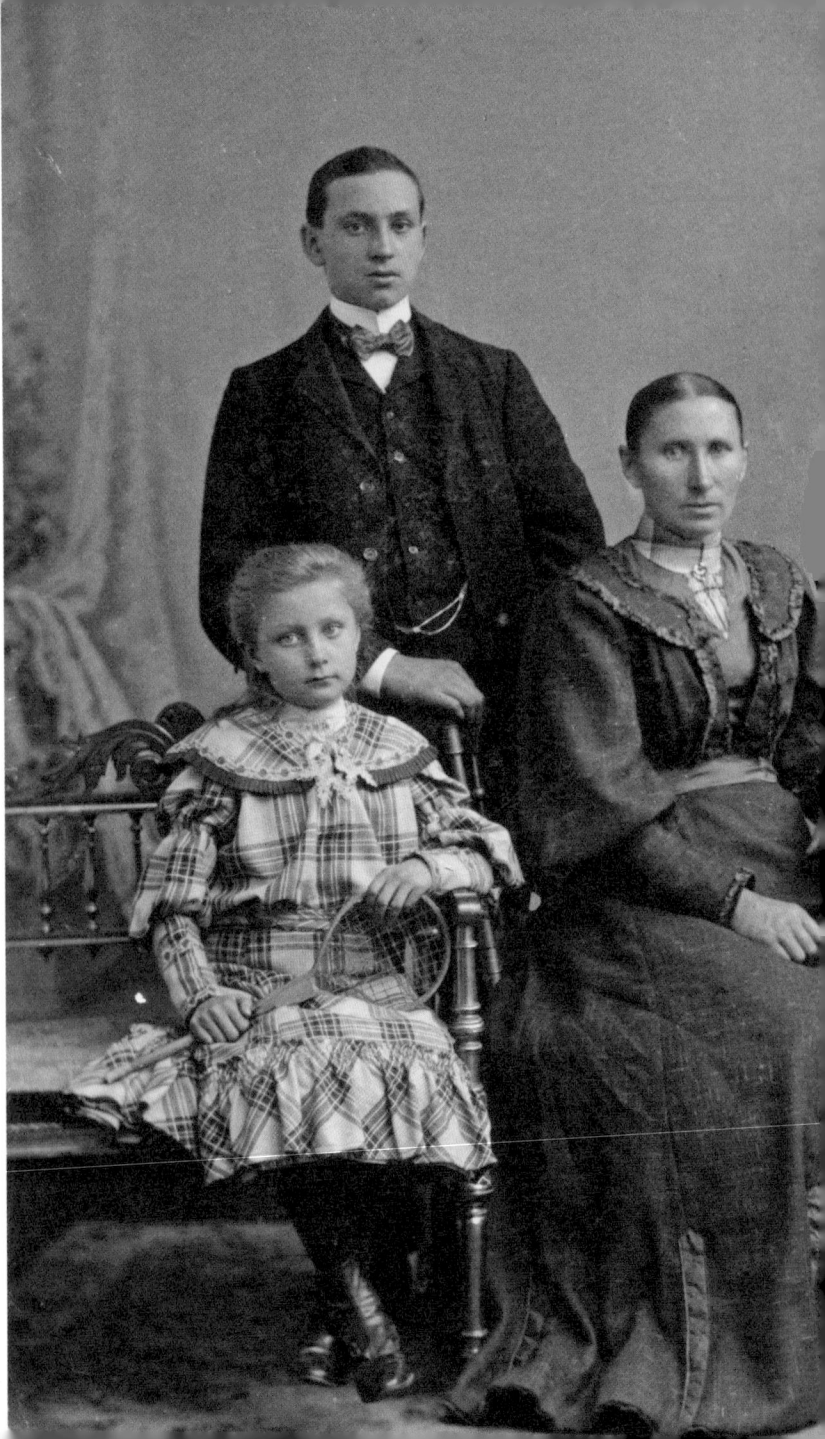

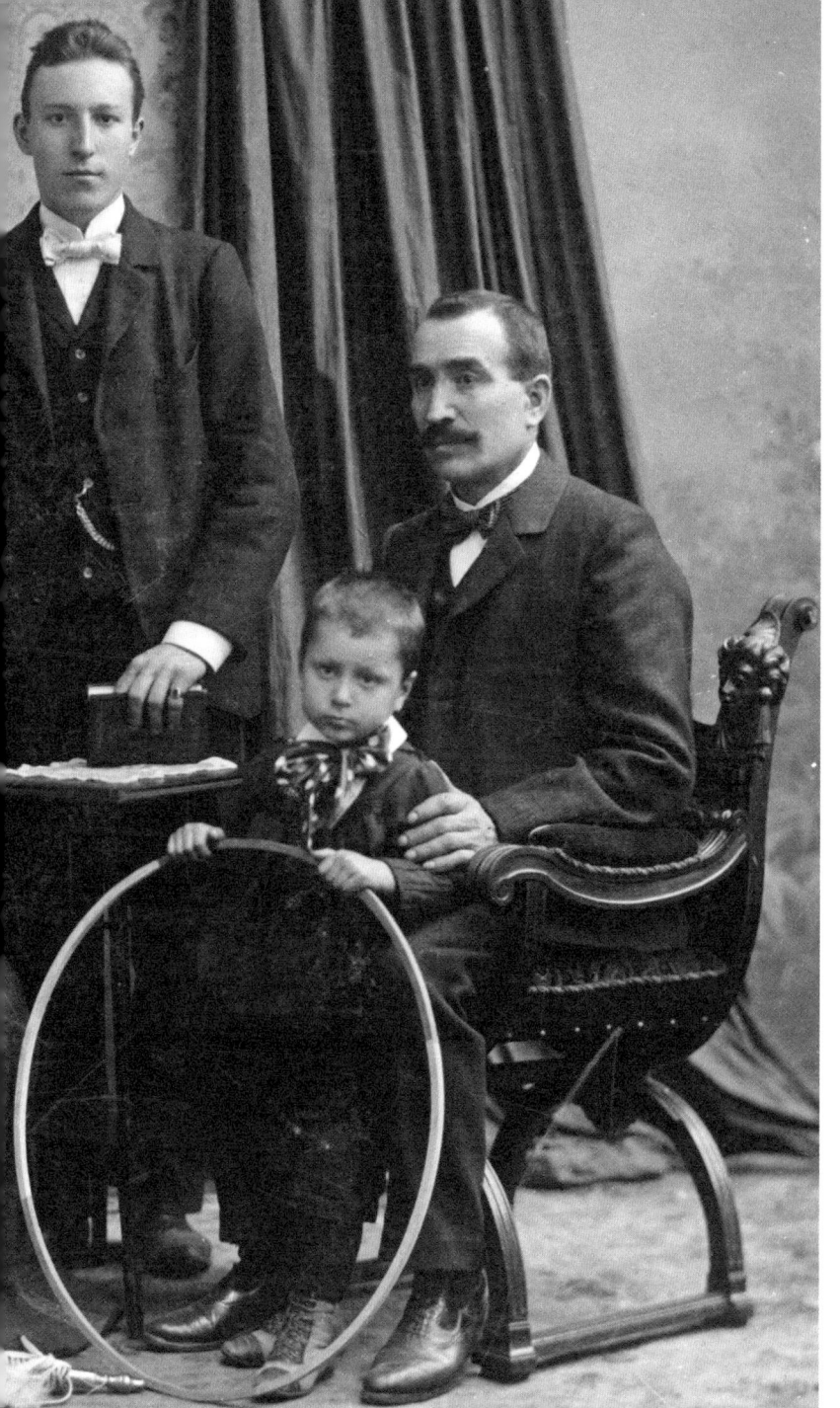

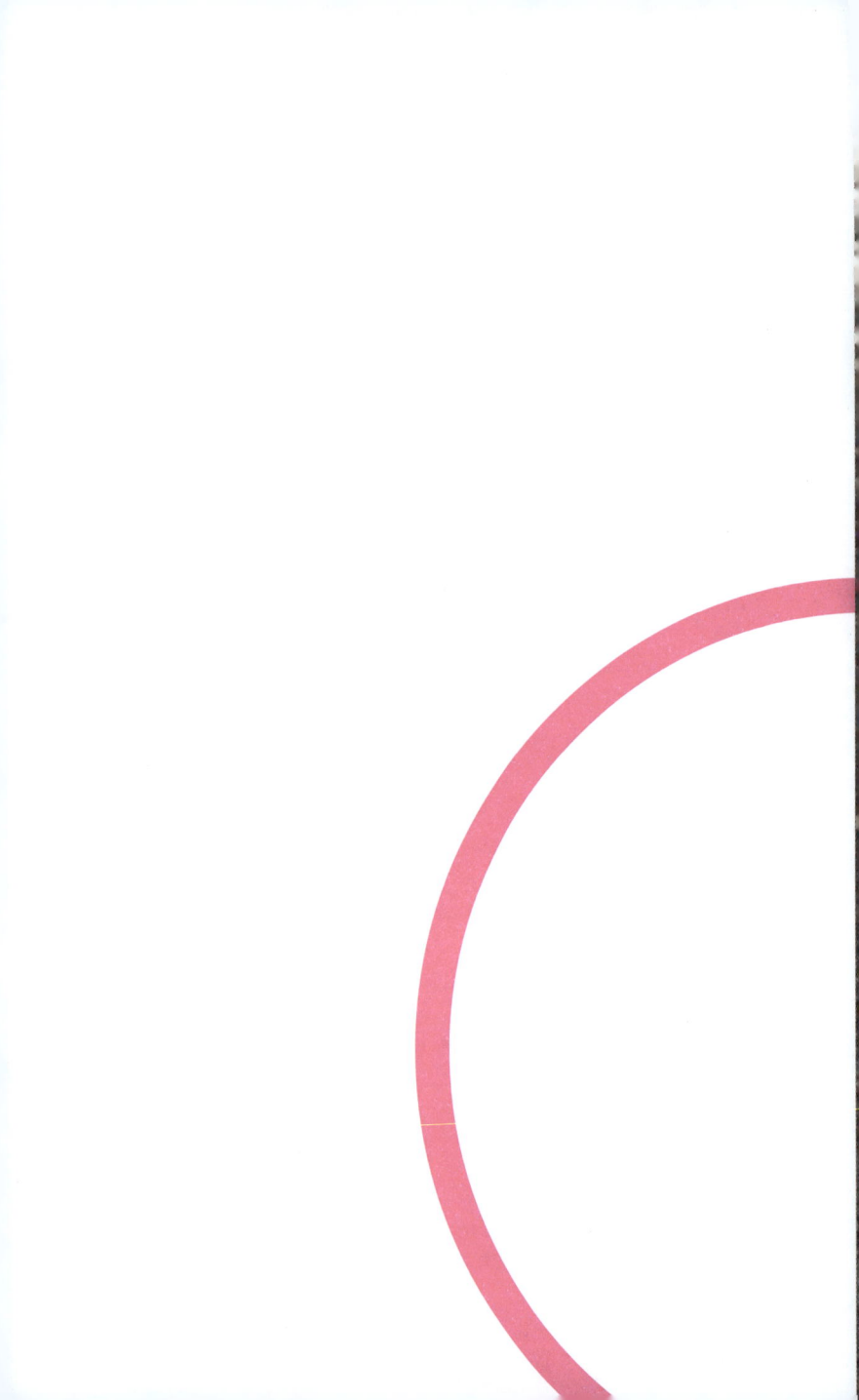

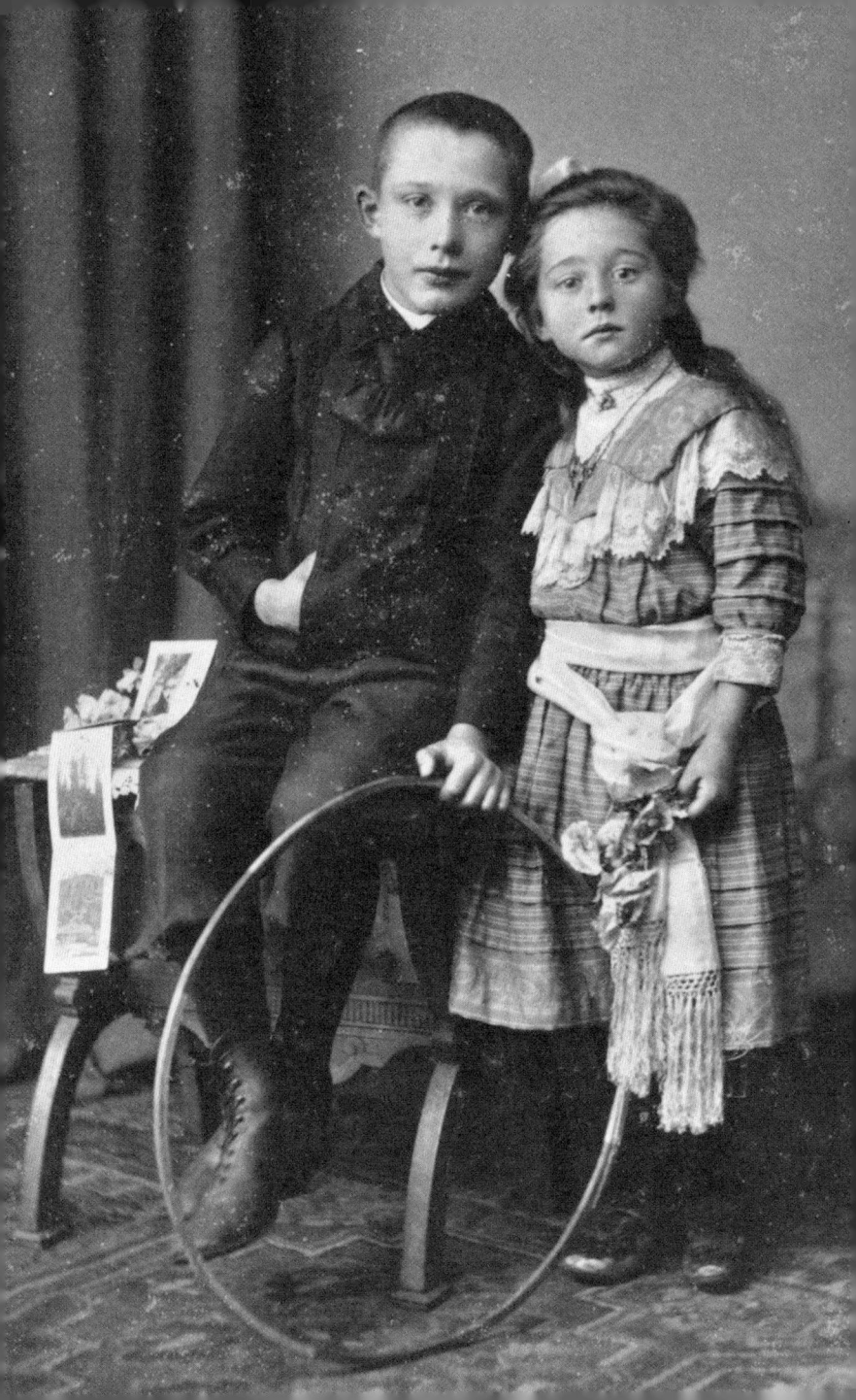

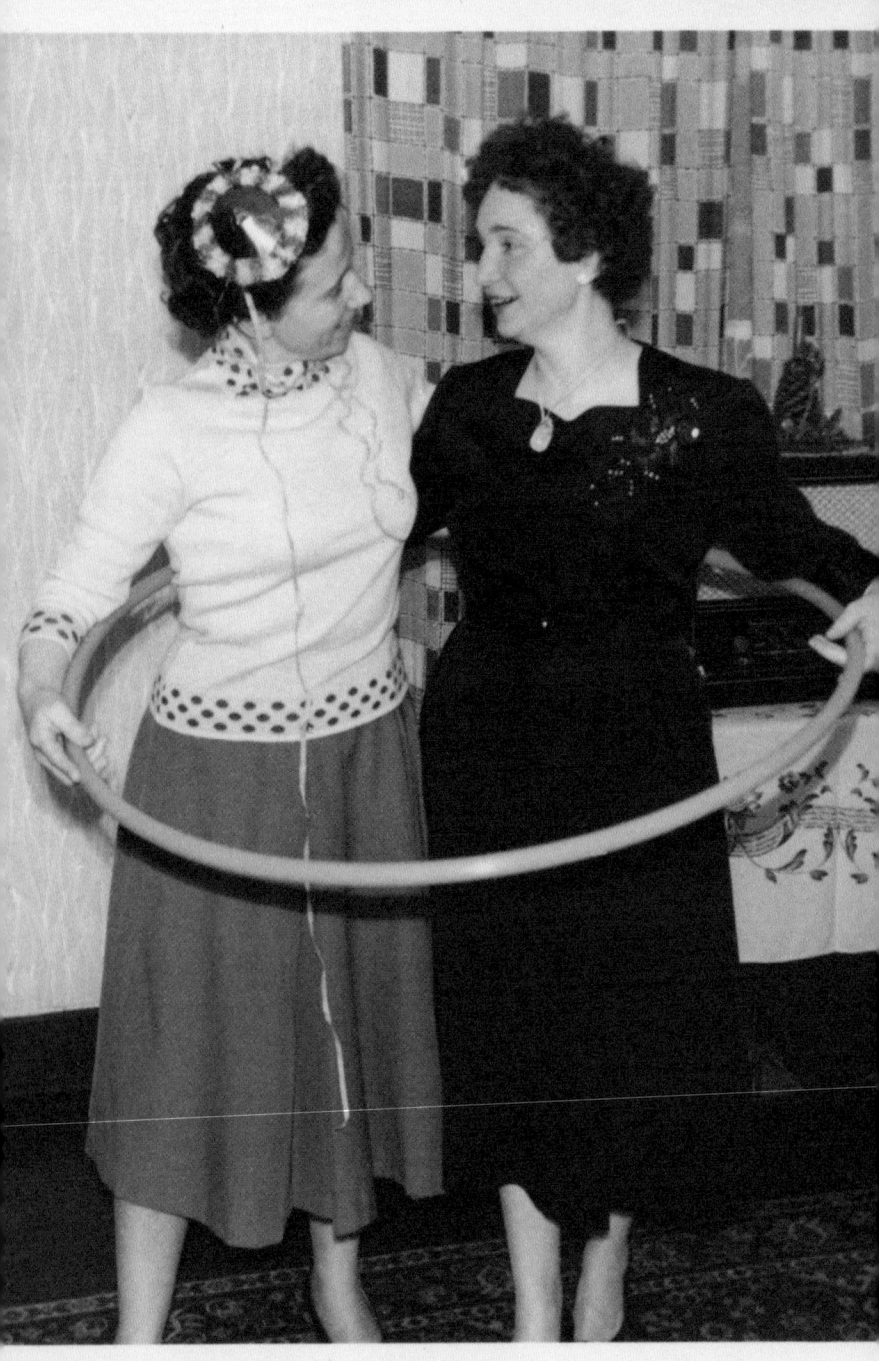

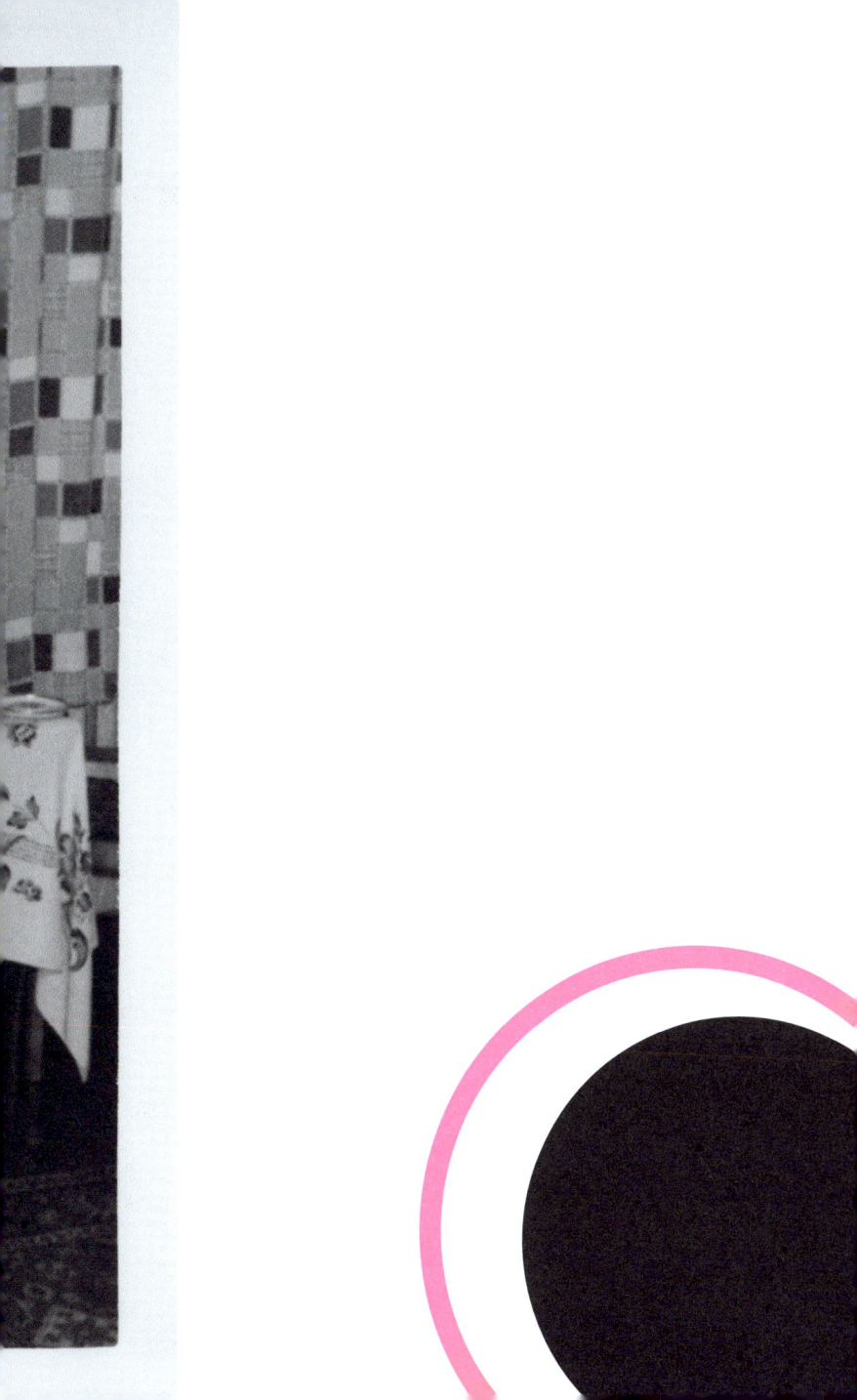

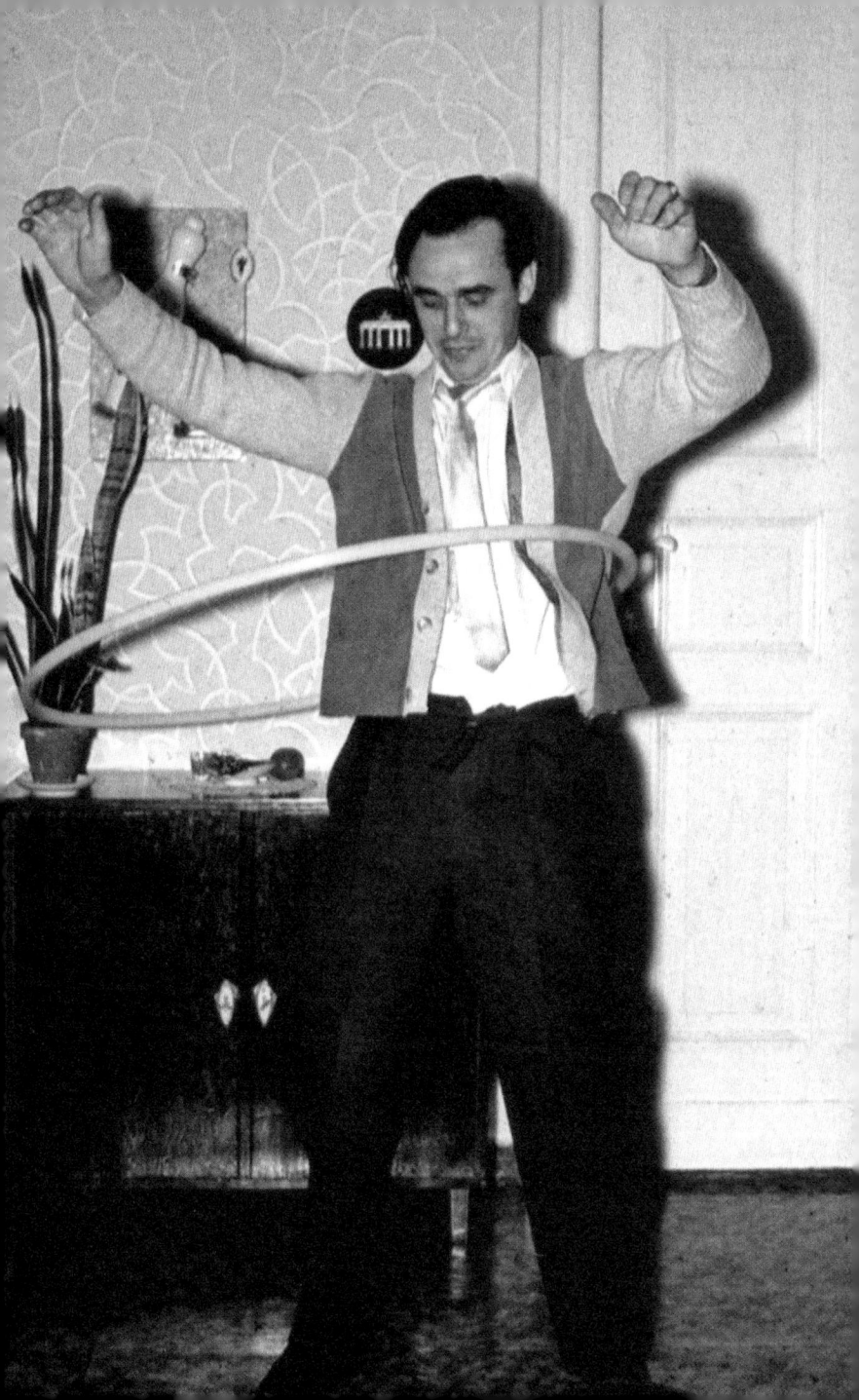

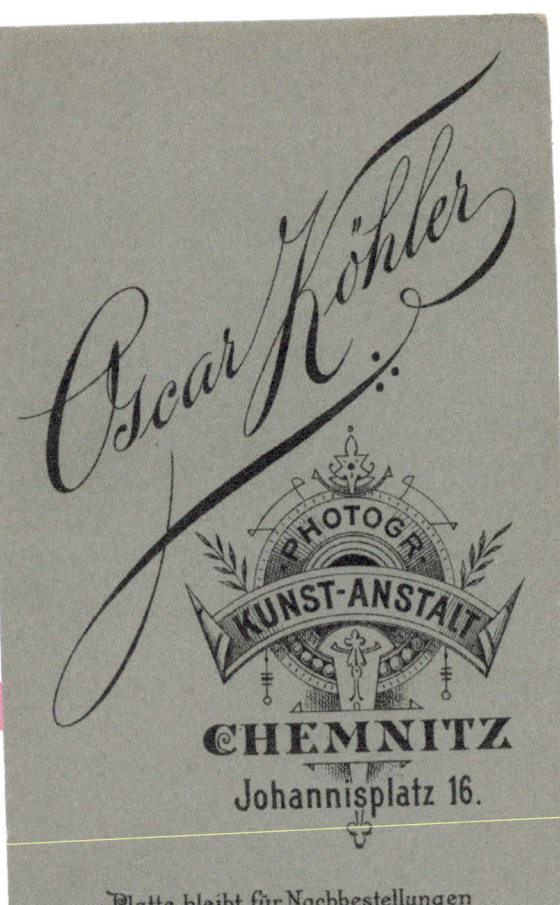

Oscar Köhler

PHOTOGR.
KUNST-ANSTALT

CHEMNITZ

Johannisplatz 16.

Platte bleibt für Nachbestellungen
u. Vergrösserungen aufbewahrt.

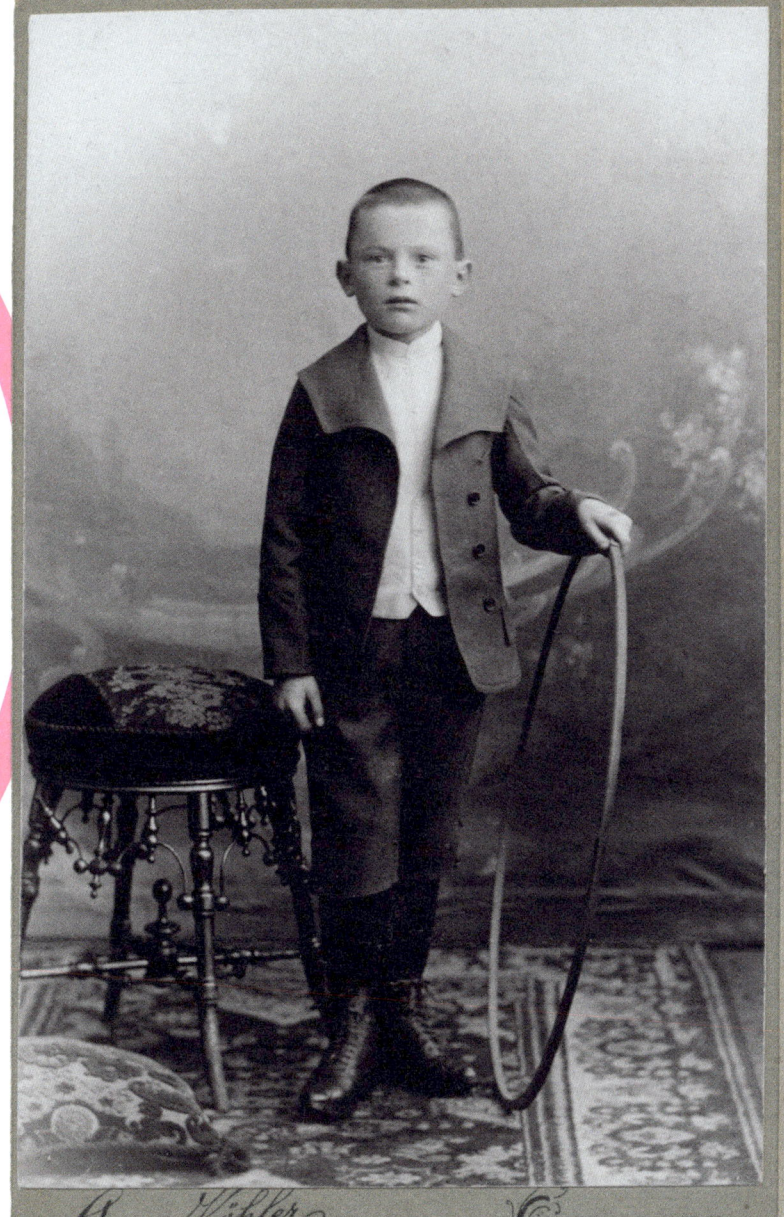

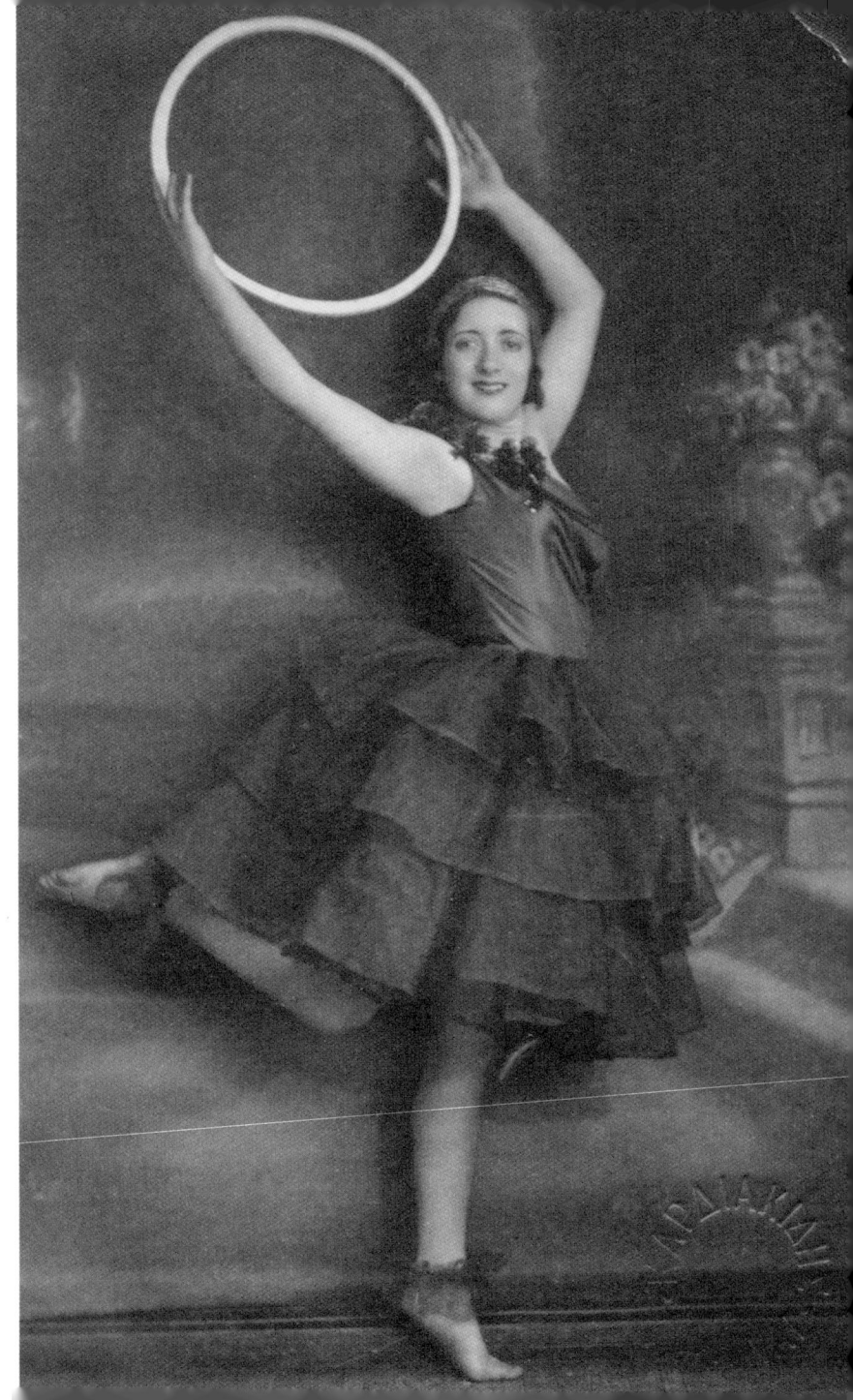

Frau Anna Gohl

Hier

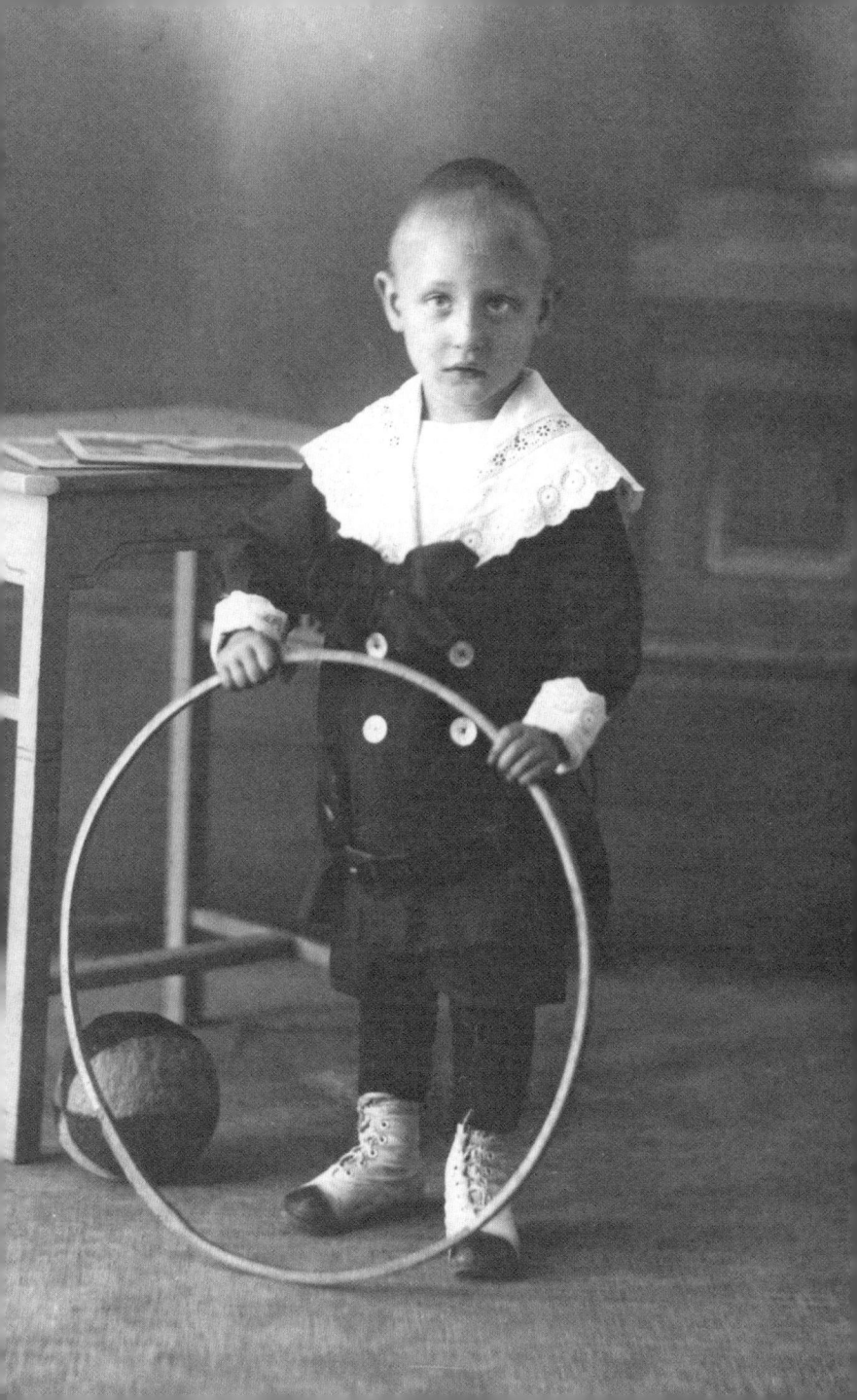

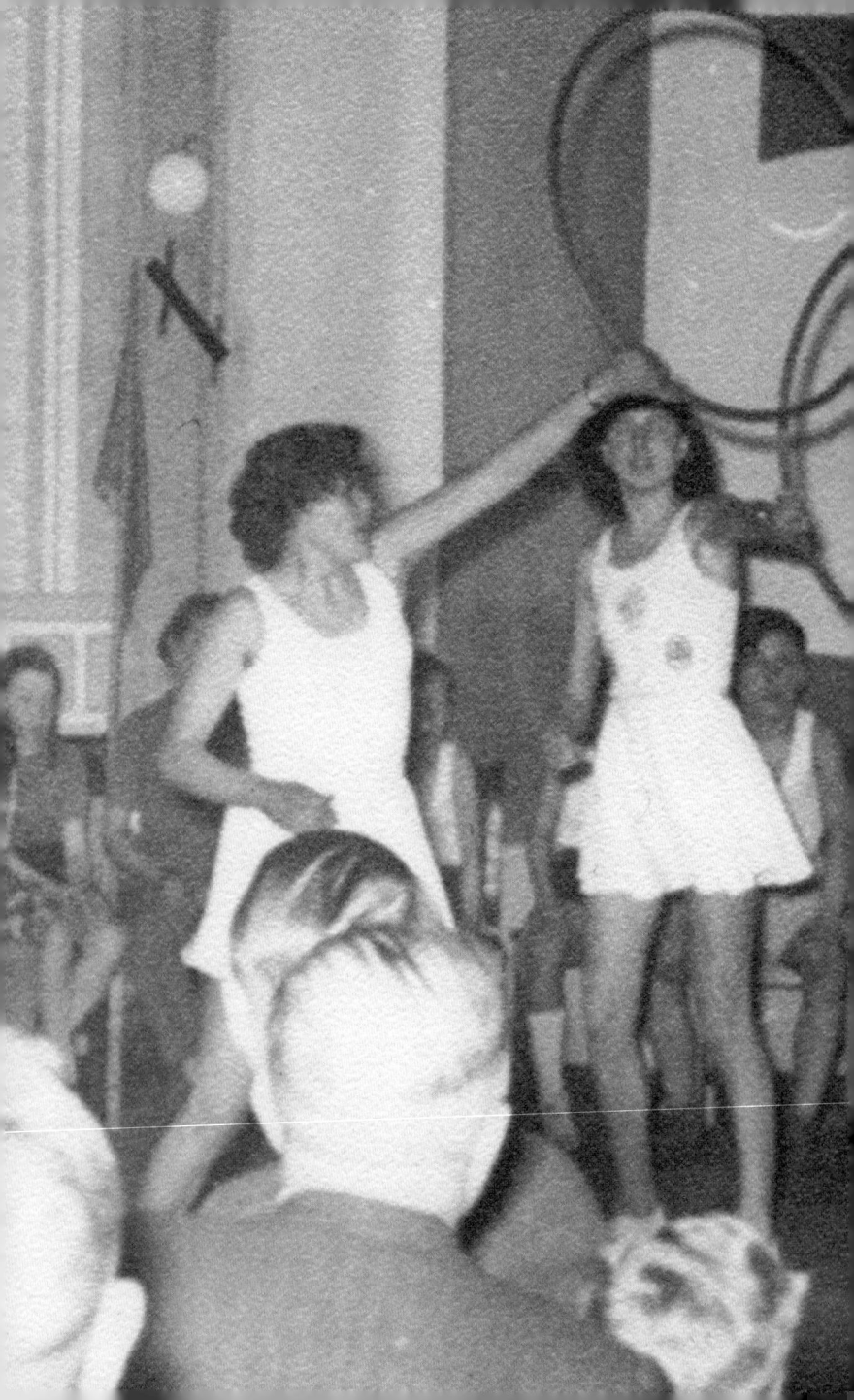

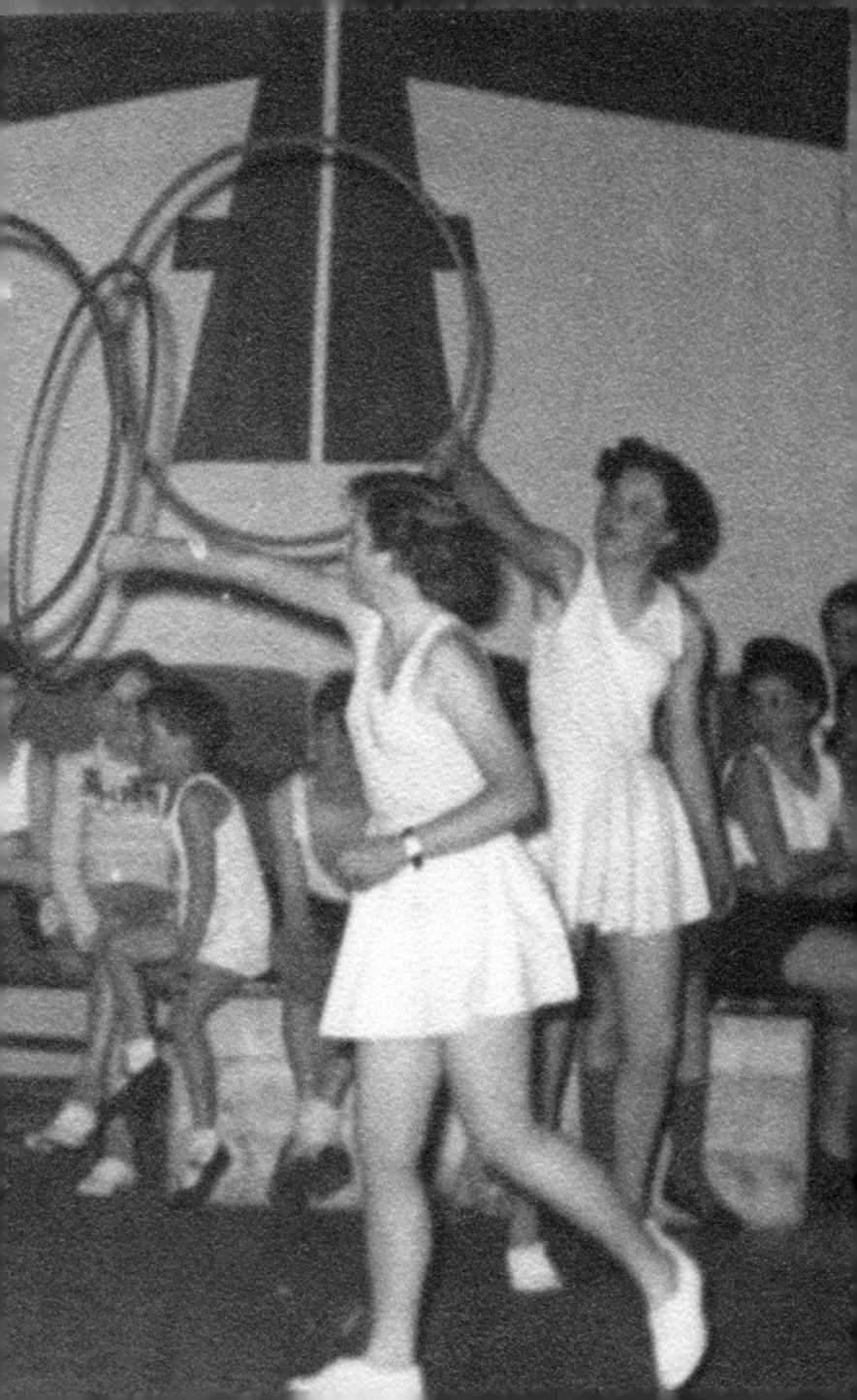

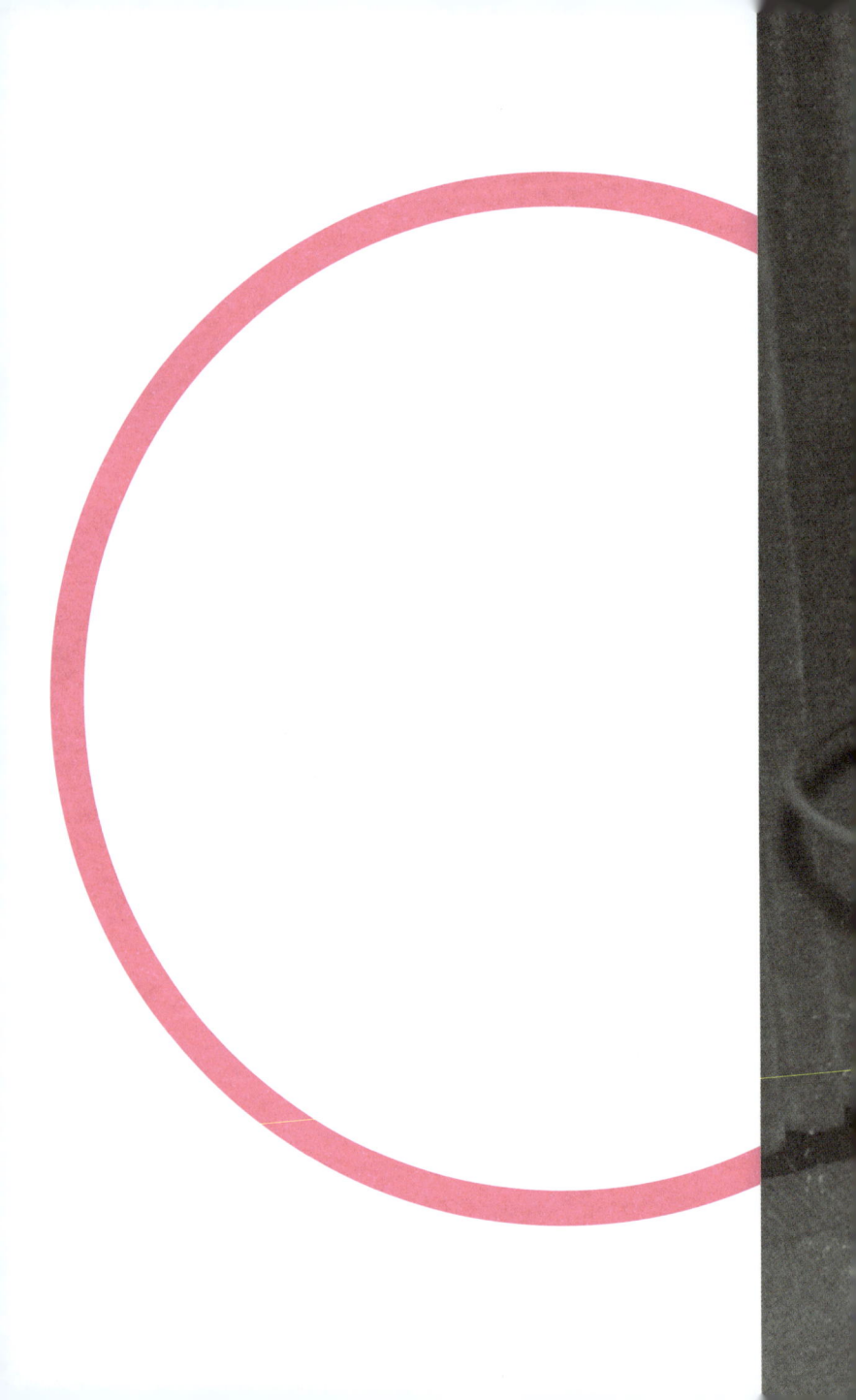

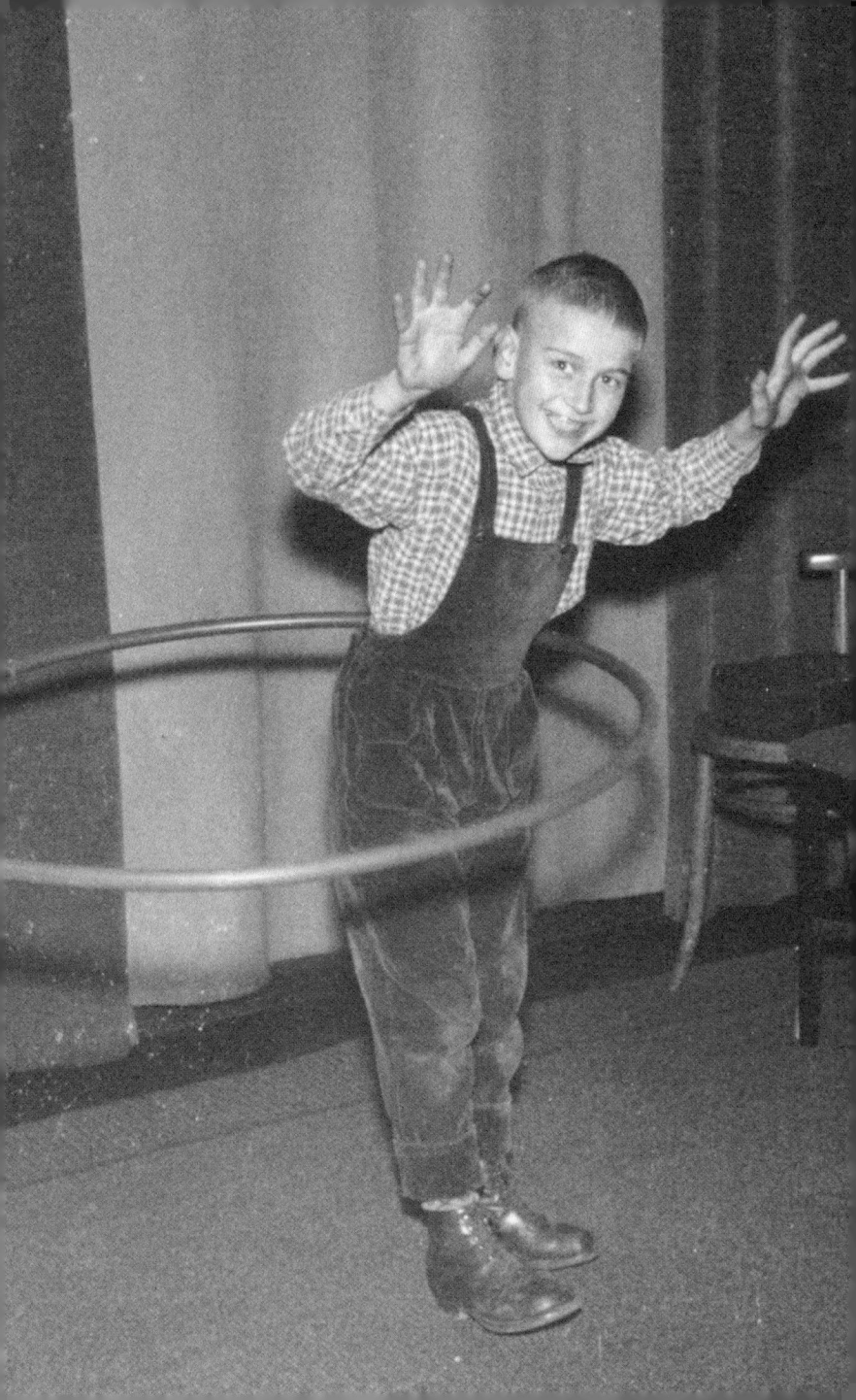

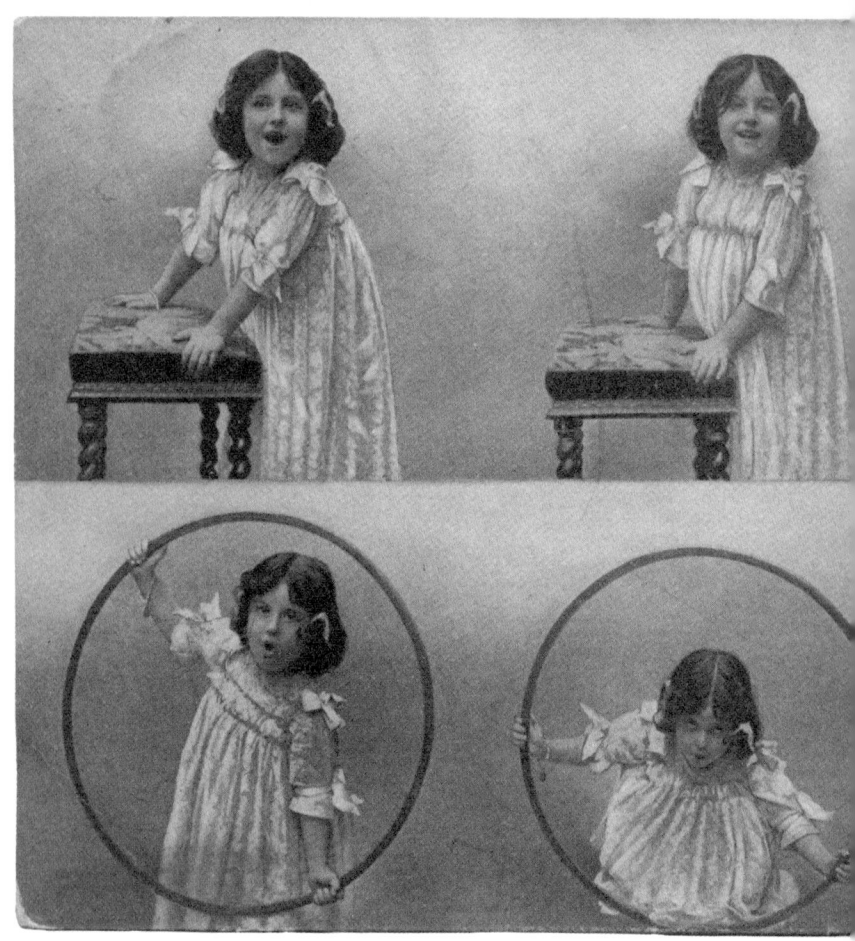

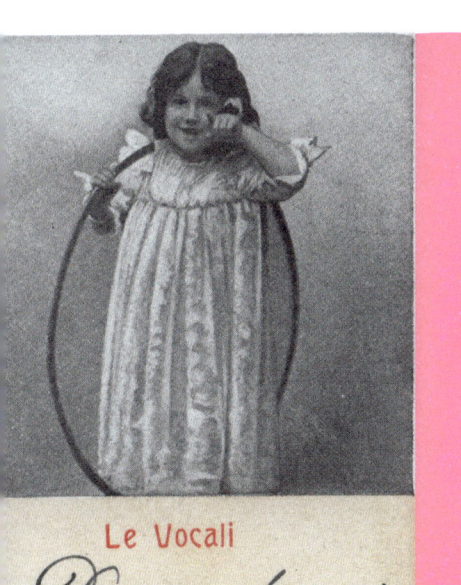

Le Vocali

Buon bagni
e buona
permanenza
sua cugina
Baci Alda

All'Egregio Signorino
Alcide Gubellini Via S. Maria
Al Mare #14 lett A

Rimini

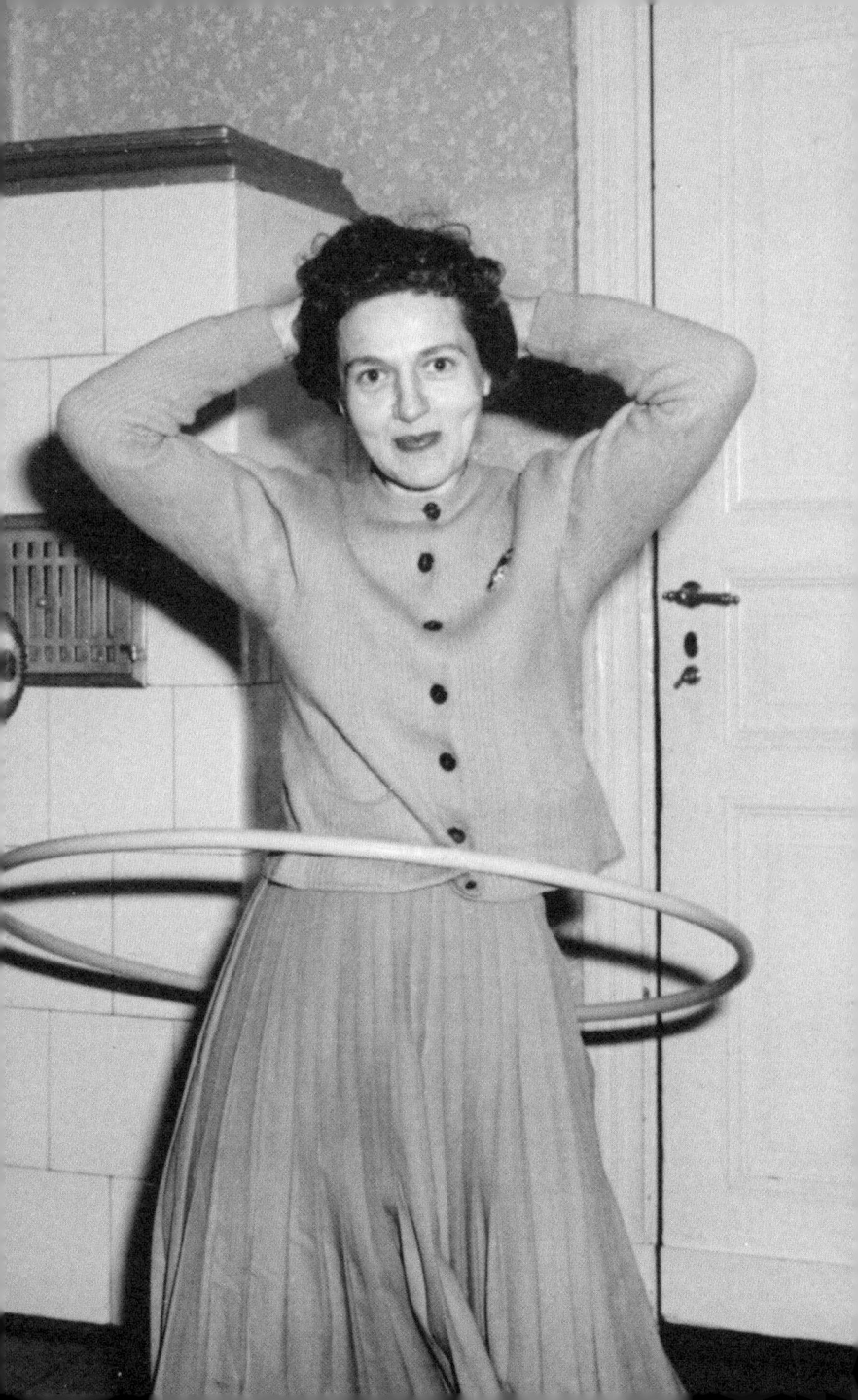

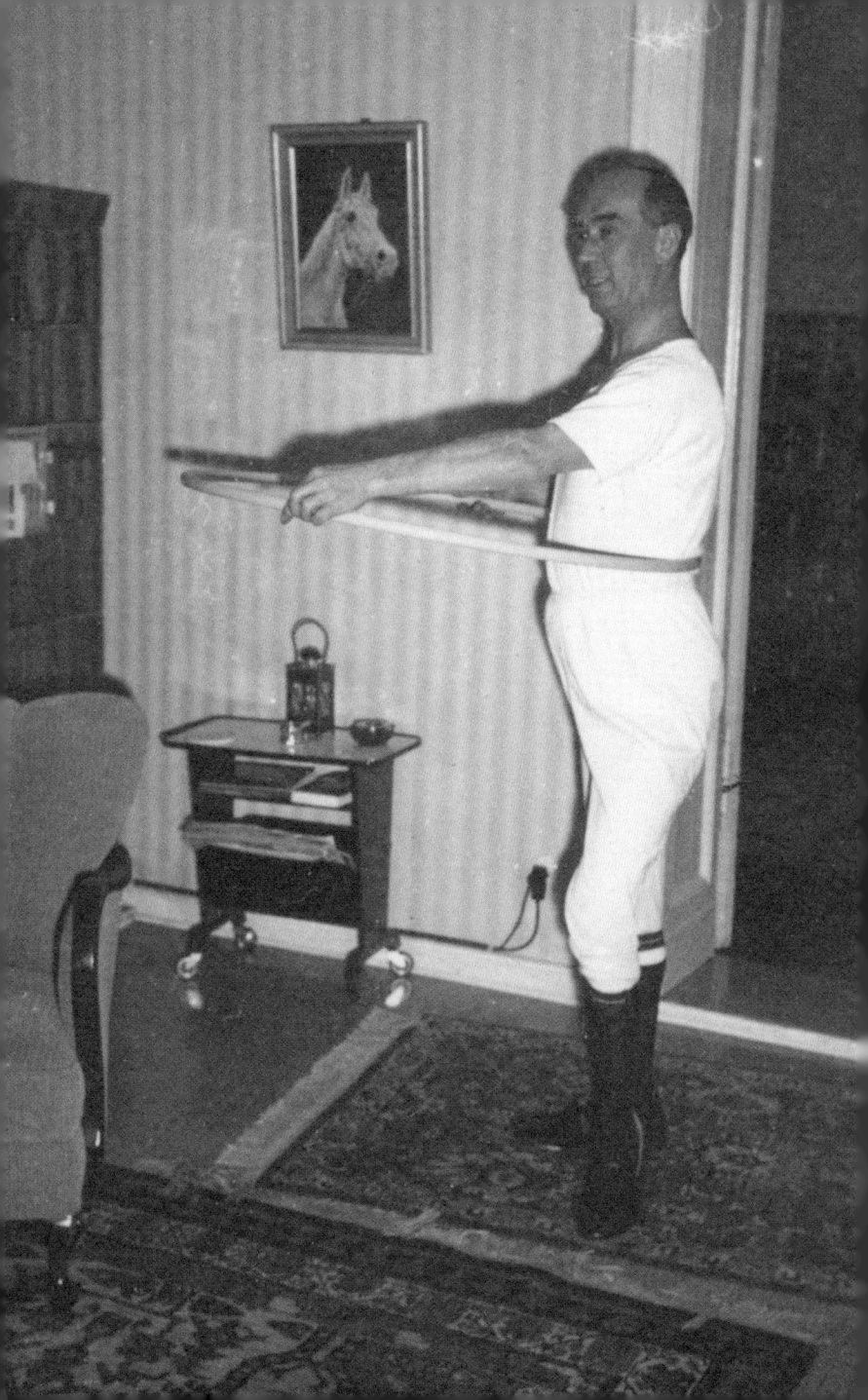

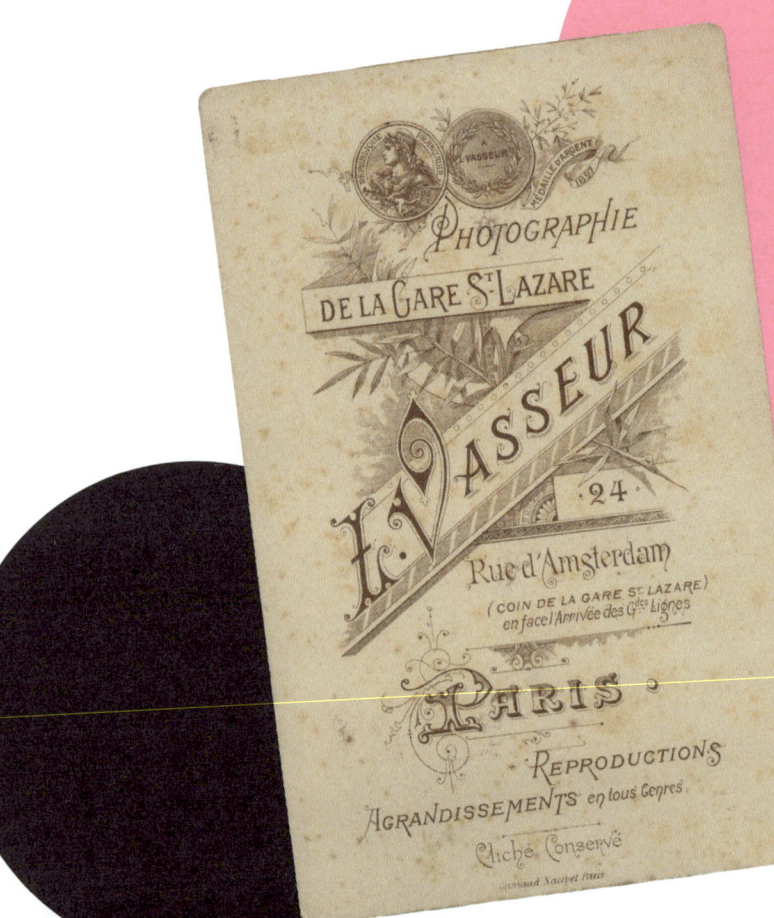

Photographie

DE LA GARE St LAZARE

L. VASSEUR

· 24 ·

Rue d'Amsterdam

(COIN DE LA GARE St LAZARE)
en face l'Arrivée des Gdes Lignes

PARIS

Reproductions

Agrandissements en tous Genres

Cliché Conservé

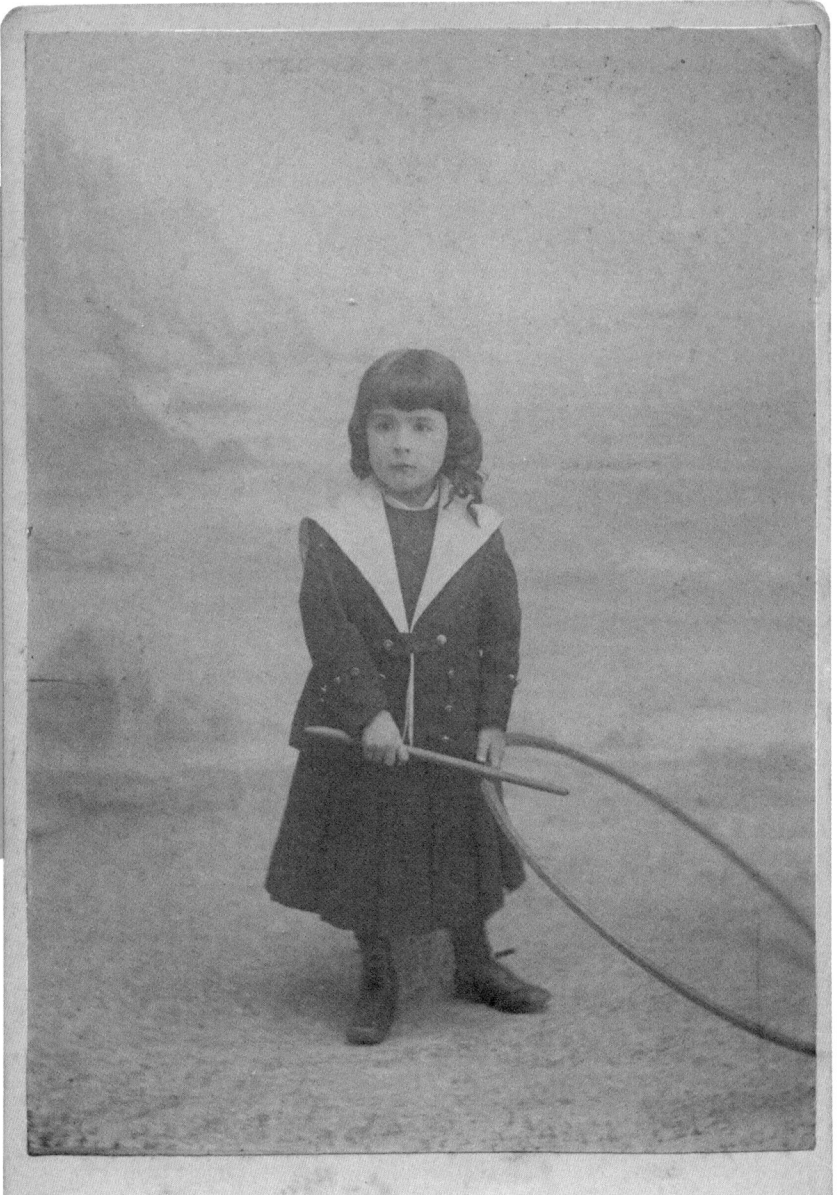

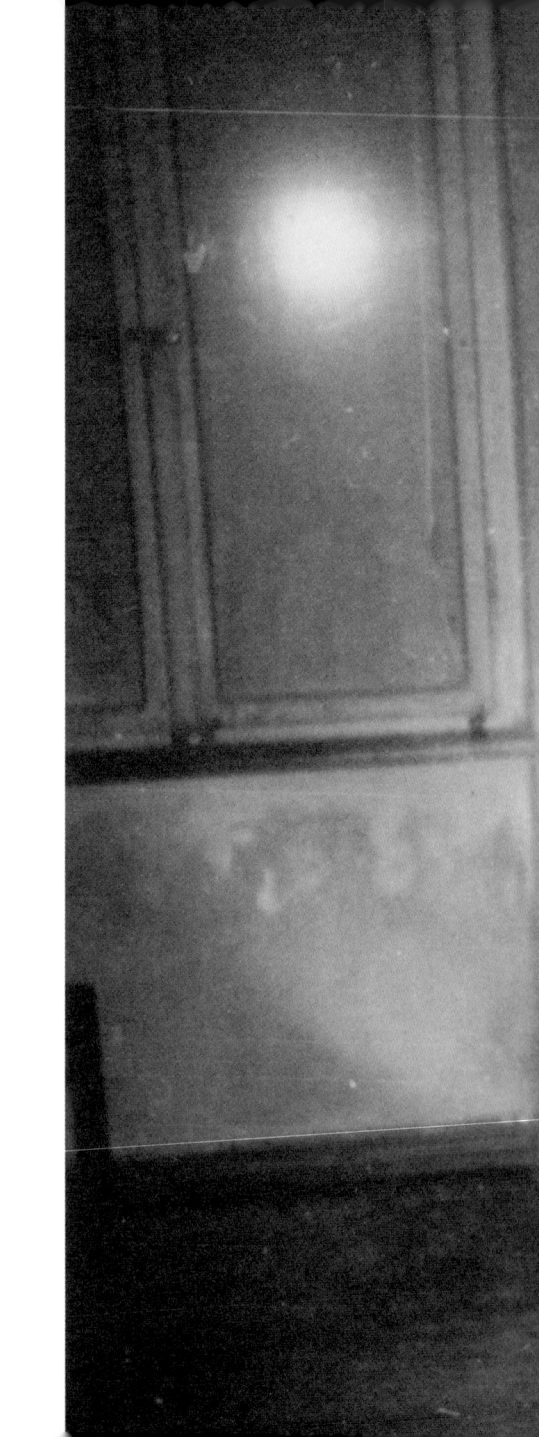

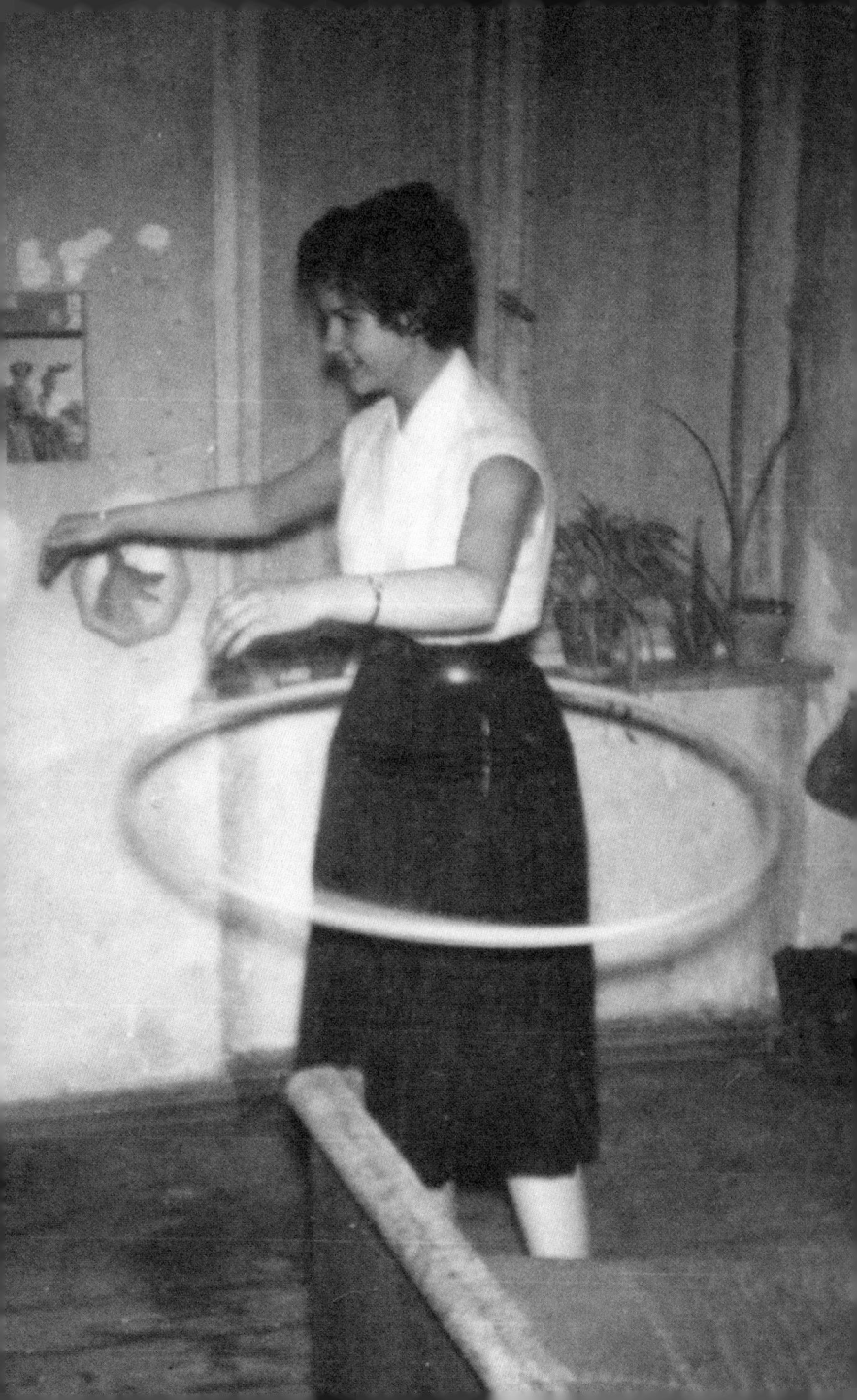

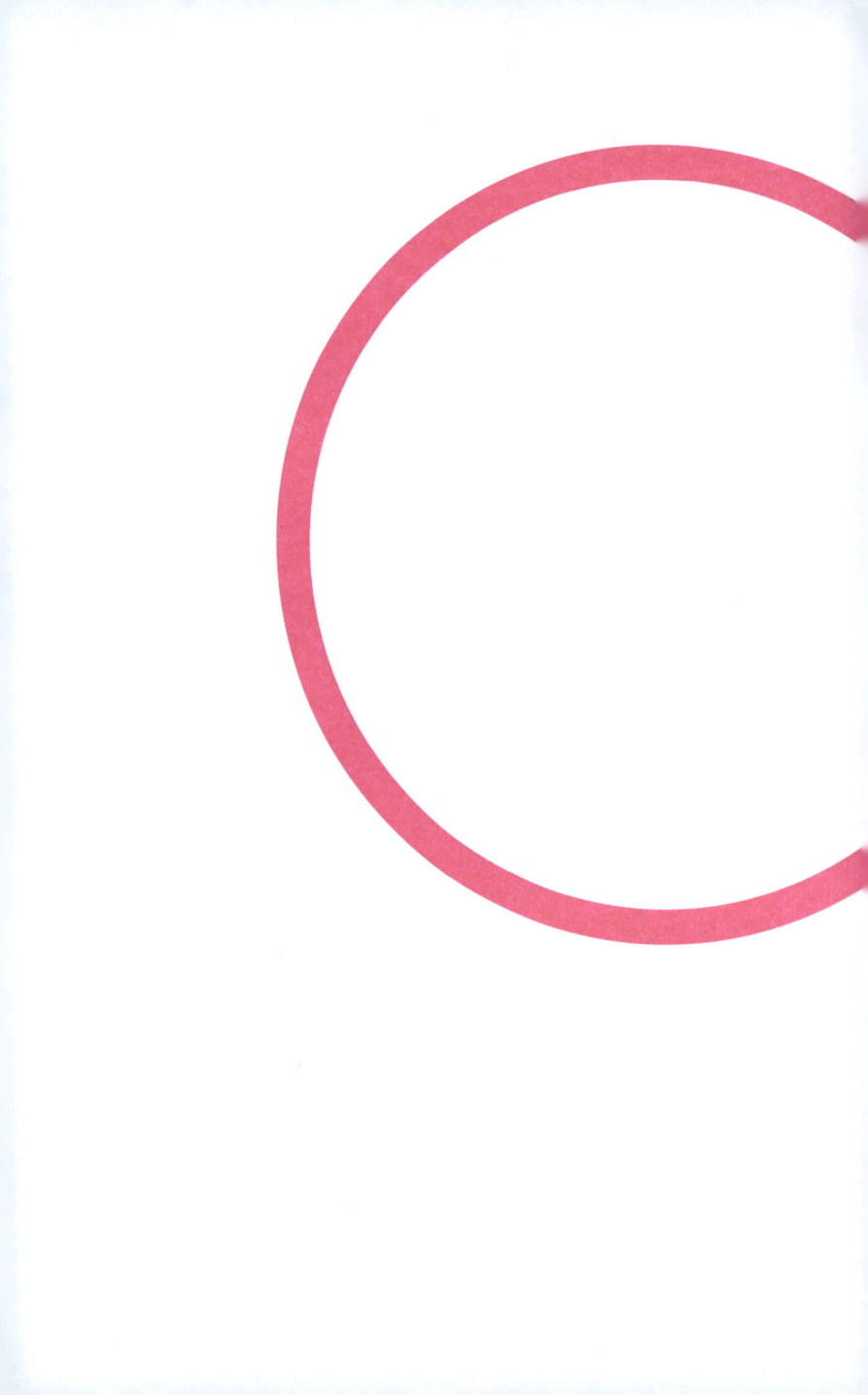

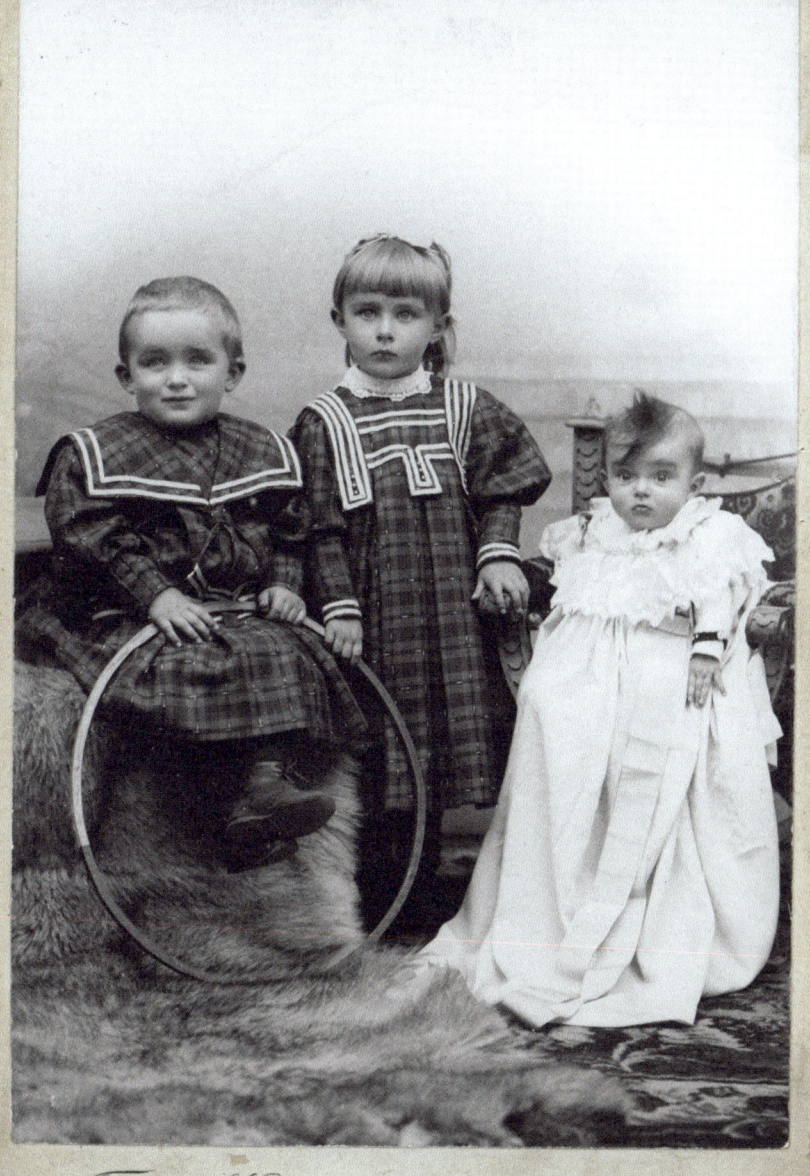

Franz Kny

QUESTENBERG-MEISSEN
Mühlweg 31

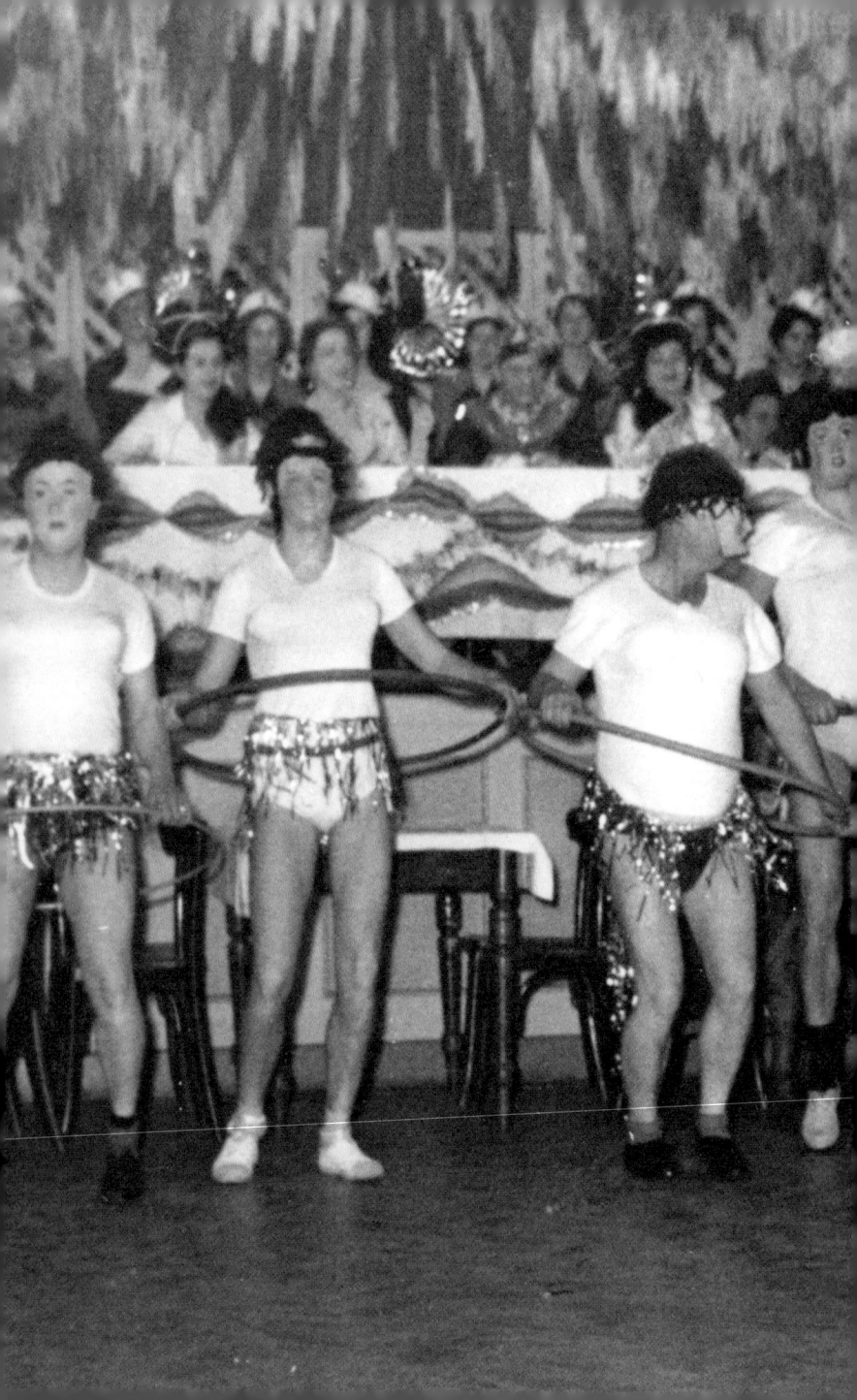

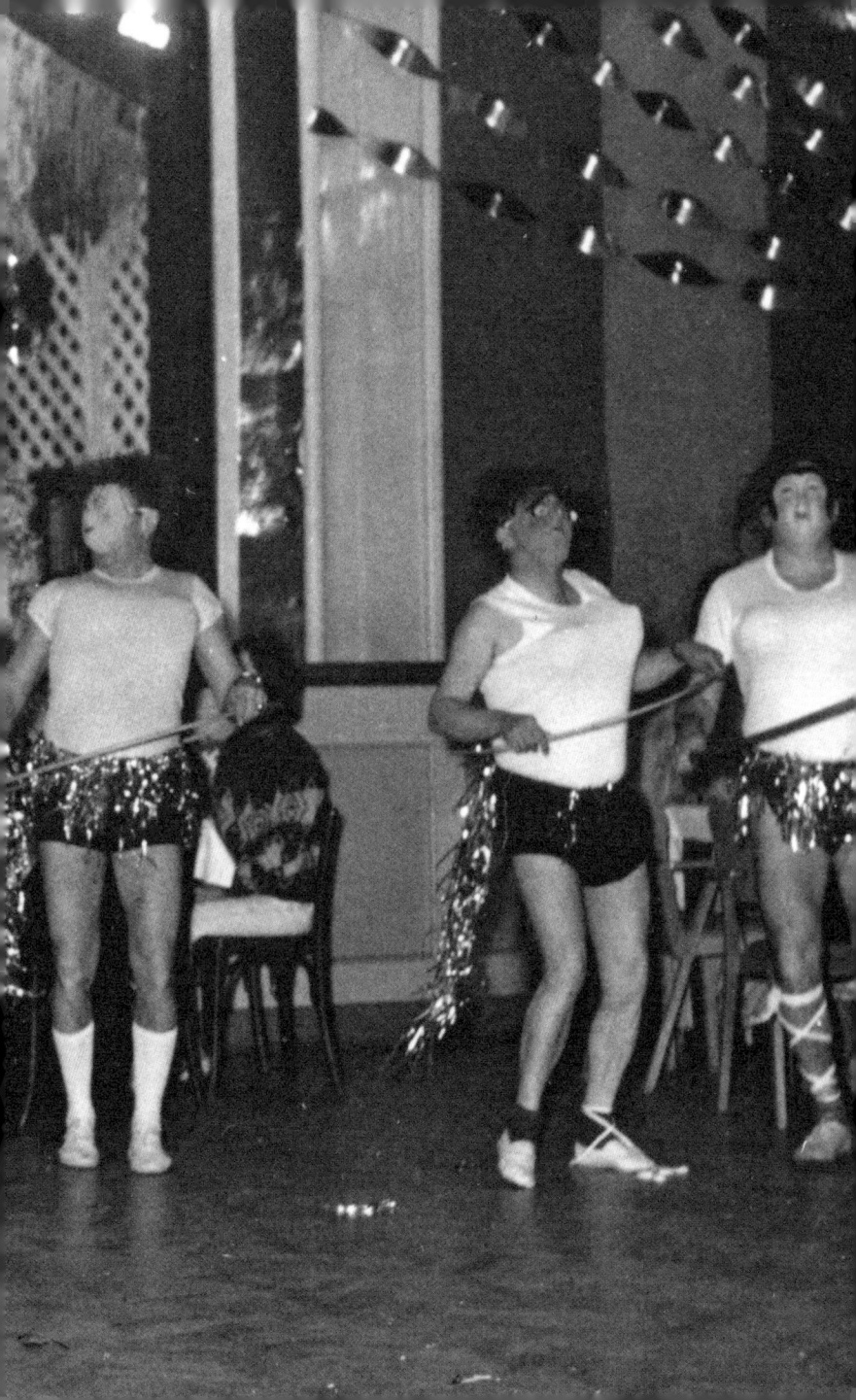

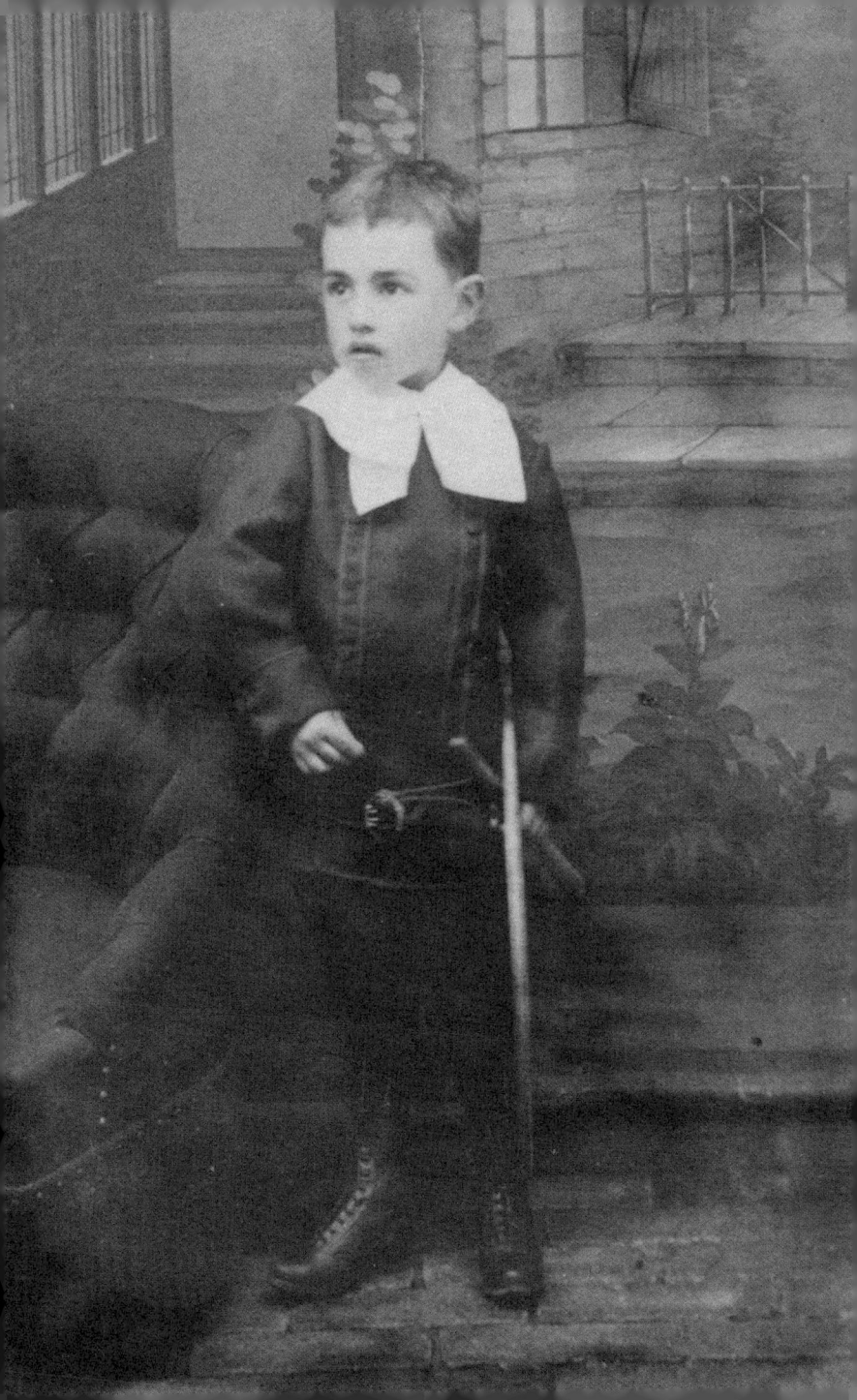

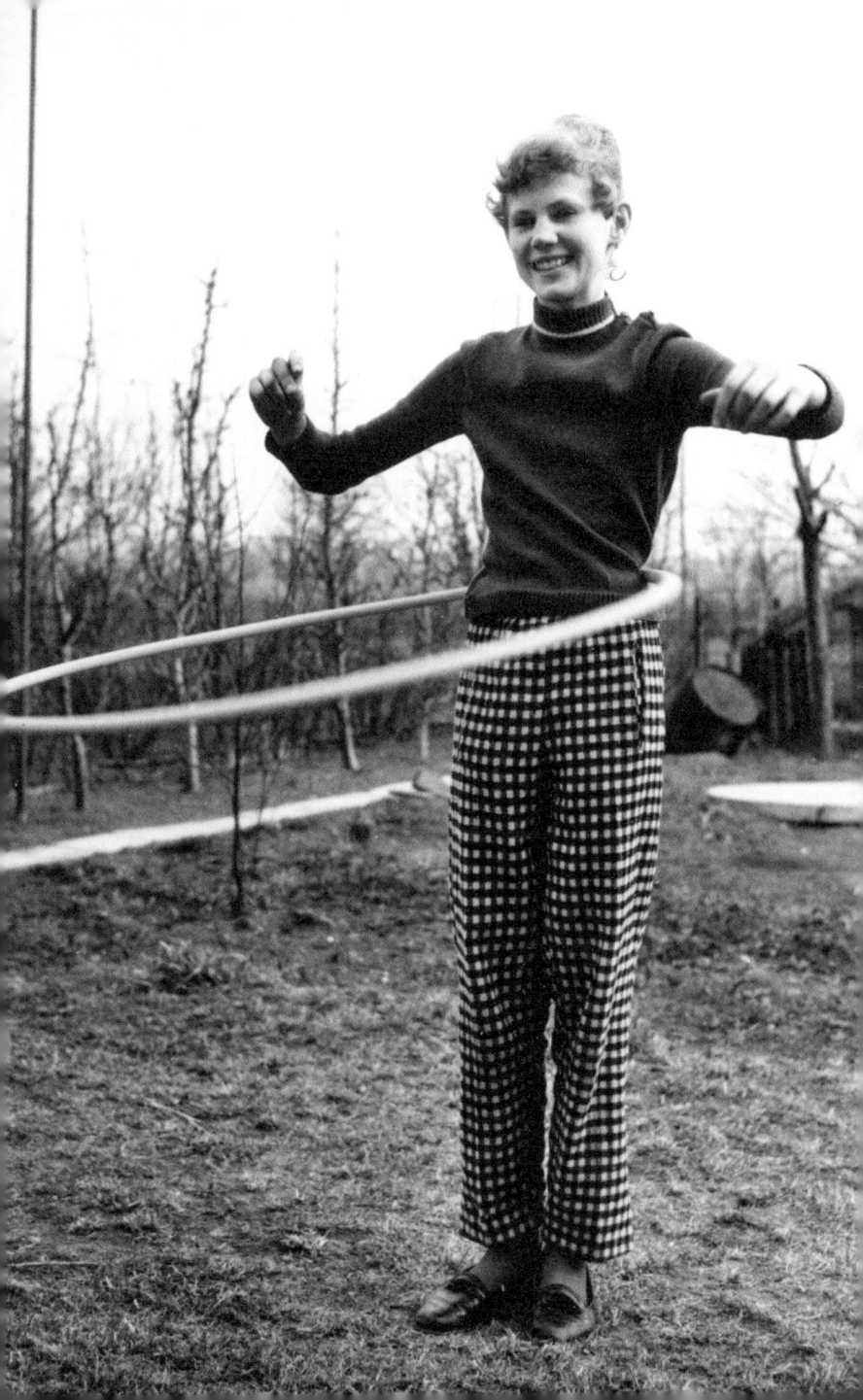

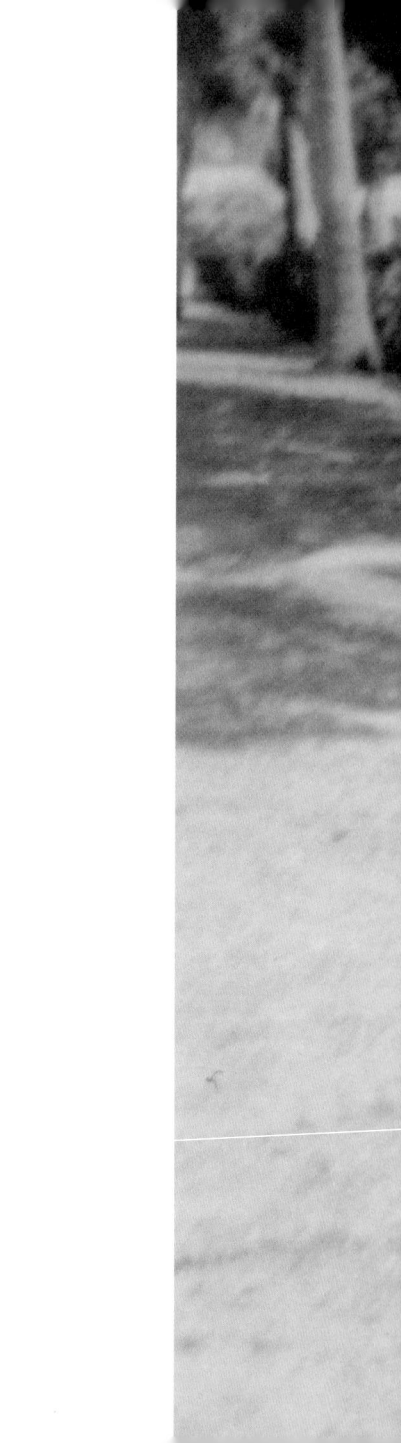

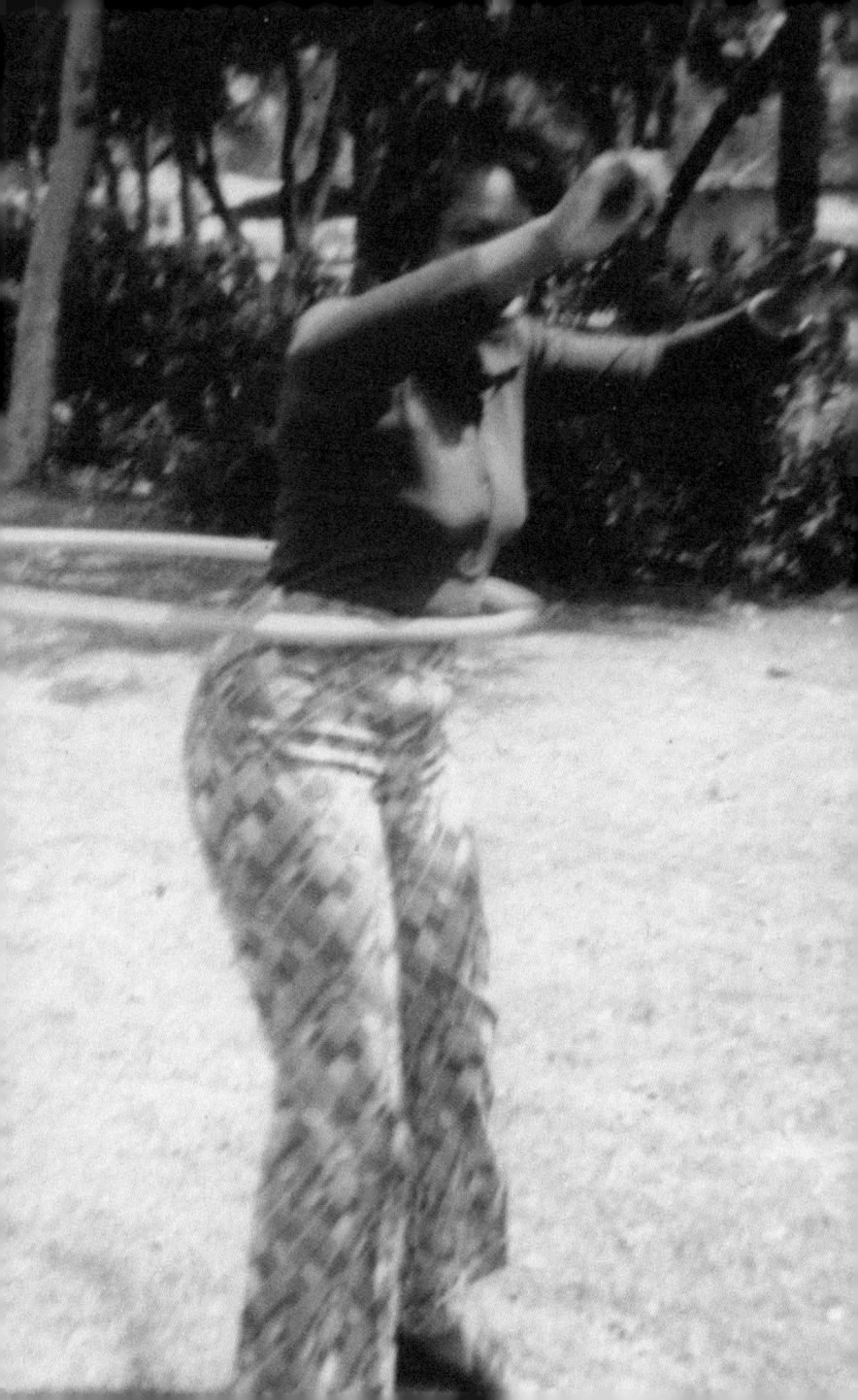

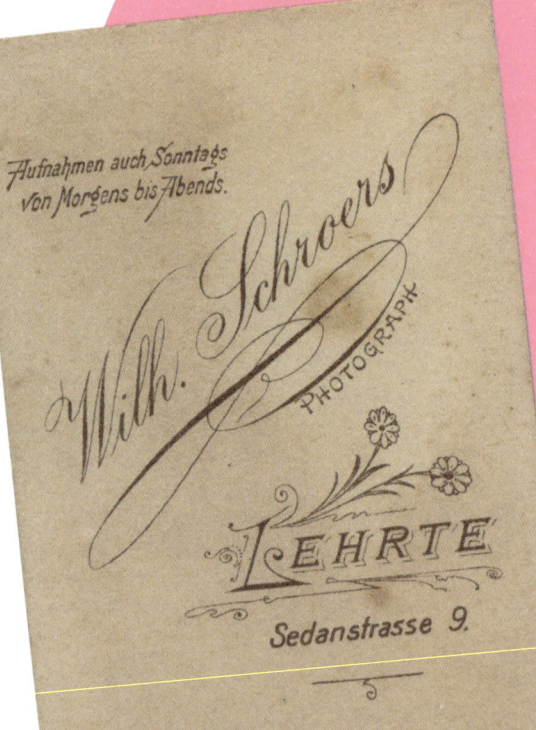

Aufnahmen auch Sonntags
von Morgens bis Abends.

Wilh. Schroers

PHOTOGRAPH

LEHRTE

Sedanstrasse 9.

Die Platte bleibt für Nachbestellungen
aufbewahrt.
Vergrösserungen in künstlerischer Ausführung
nach jedem Bilde.

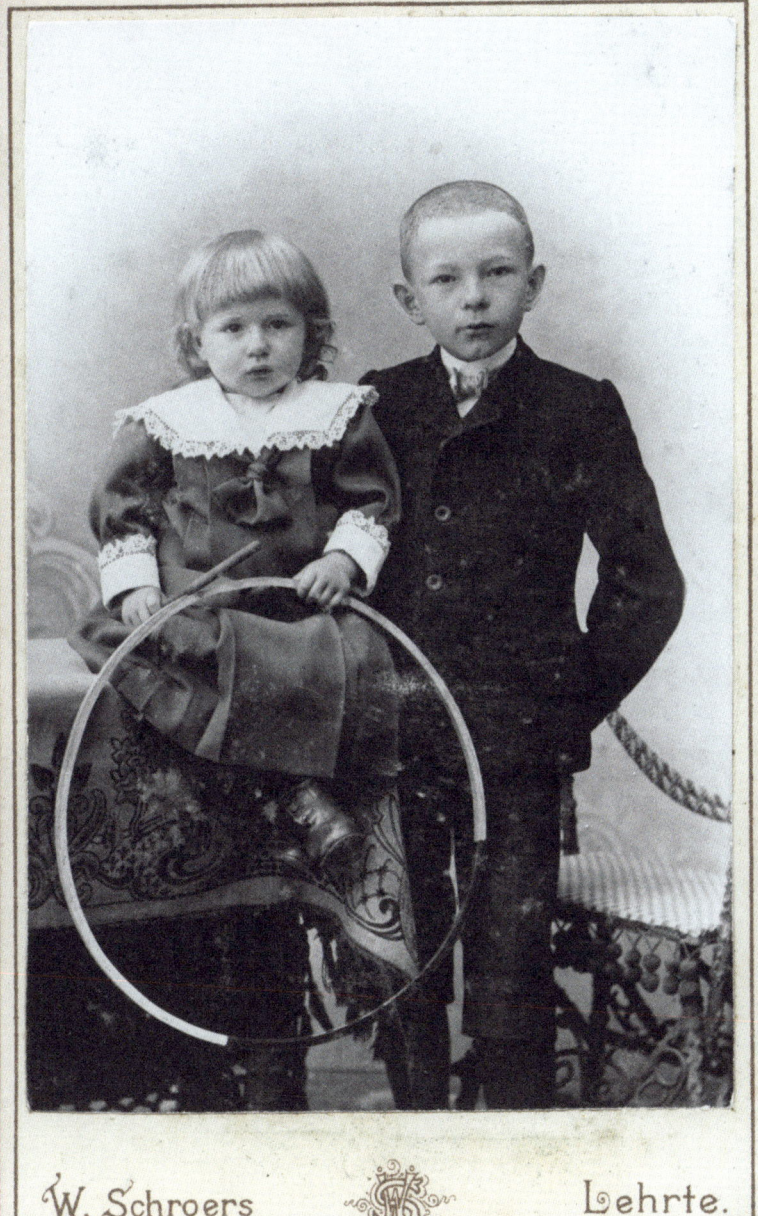

W. Schroers   Lehrte.

THE NEW BOXING "RING".

BOXERS TOOK OVER A NEW KIND OF "RING"
YESTERDAY — THE "HULA HOOP", THE CRAZY
GAME THAT IS SWEEPING THE COUNTRY.

AT THE LONDON OFFICES OF FAMOUS FIGHT
PROMOTER JACK SOLOMONS THEIR VERDICT WAS
"IT'S A KNOCK OUT. WONDERFUL FOR THE
STOMACH MUSCLES. WE MUST BRING IT INTO
TRAINING SCHEDULES."

PHOTO SHOWS: EVEN THE TUBBY JACK — STILL
WITH INEVITABLE CIGAR CLAMPED IN HIS TEETH —
TRIES IT OUT.

4TH. OCT. 1958.   PAUL POPPER PHOTO
                   26385/OH.

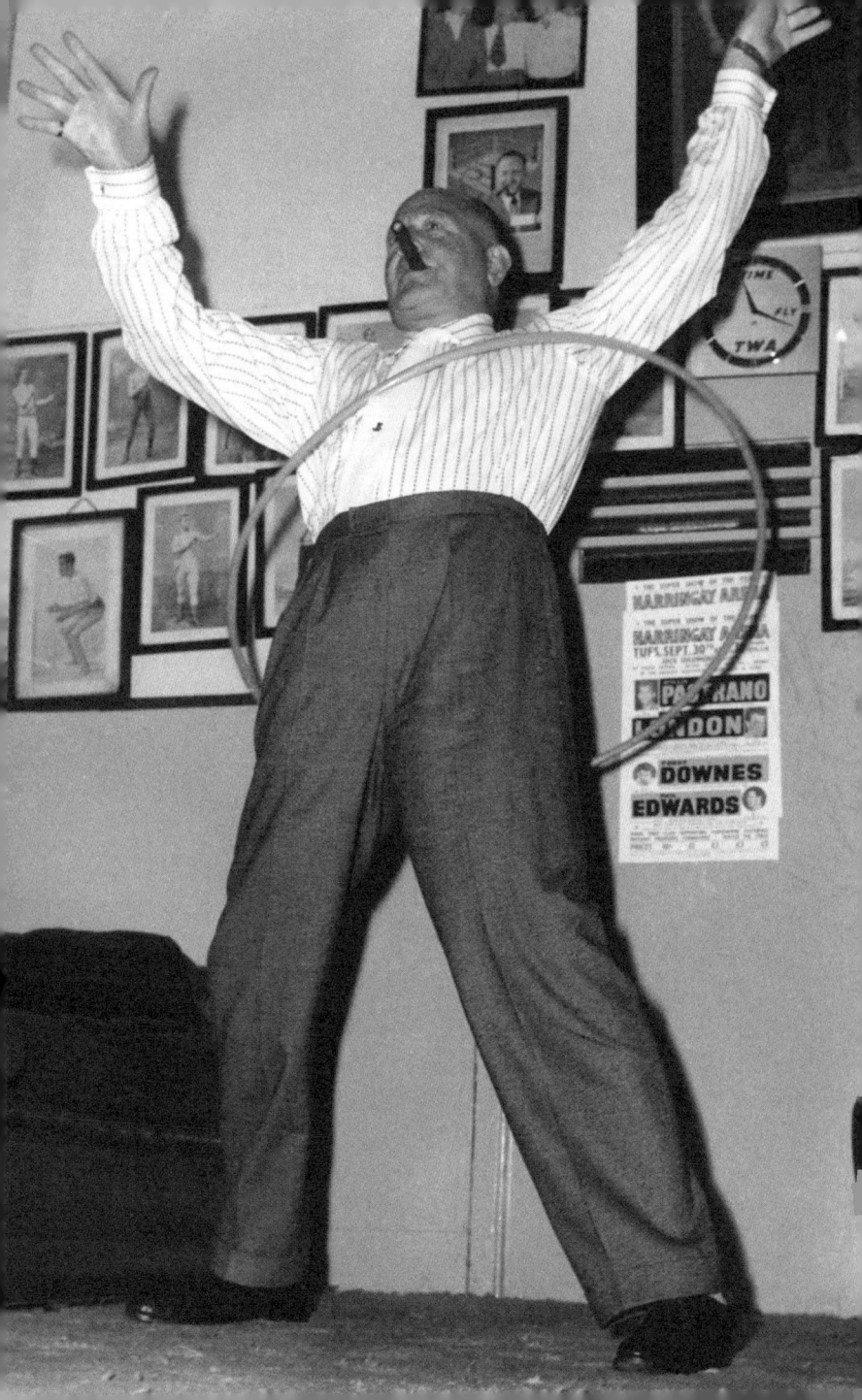

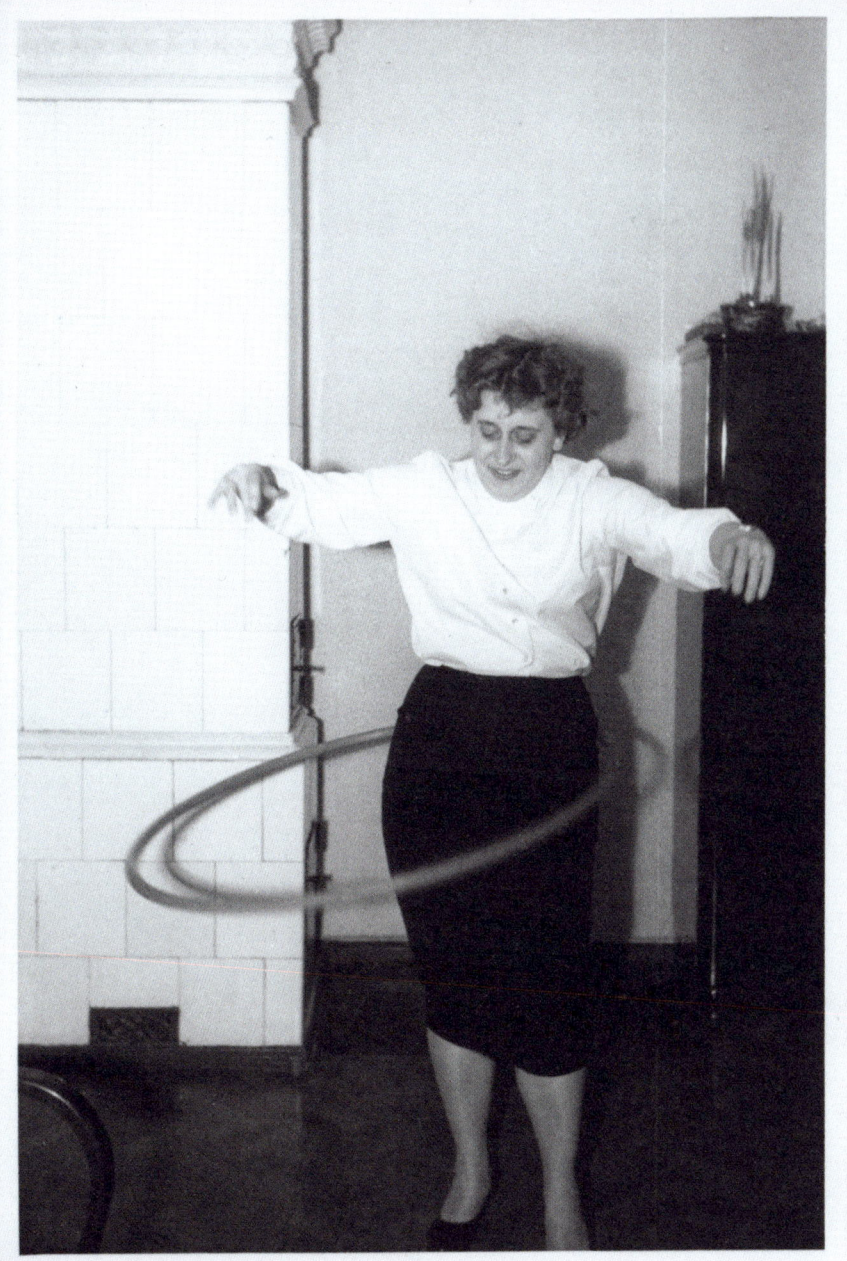

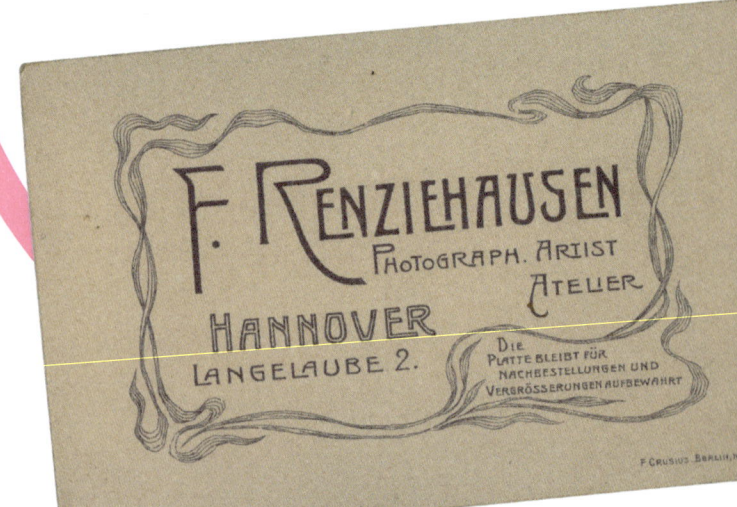

F. Renziehausen

Photograph. Artist

Atelier

Hannover

Langelaube. 2.

Die
Platte bleibt für
Nachbestellungen und
Vergrösserungen aufbewahrt

F. Crusius, Berlin, N

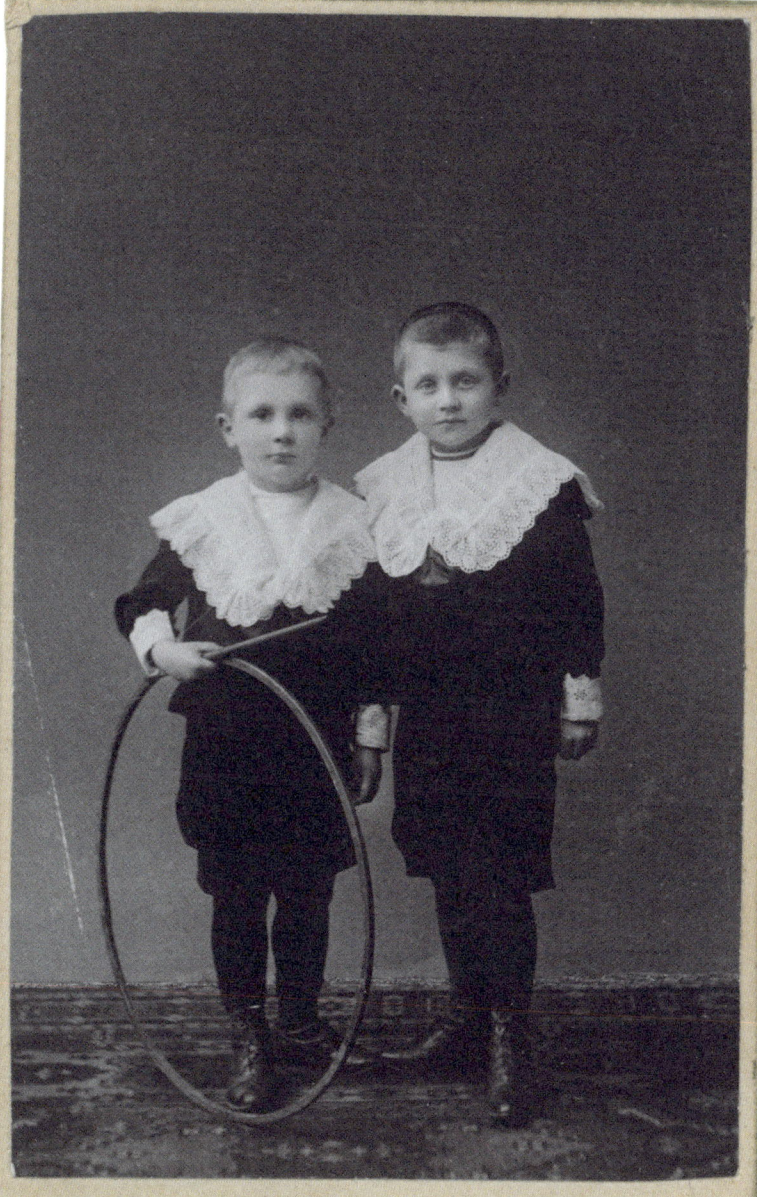

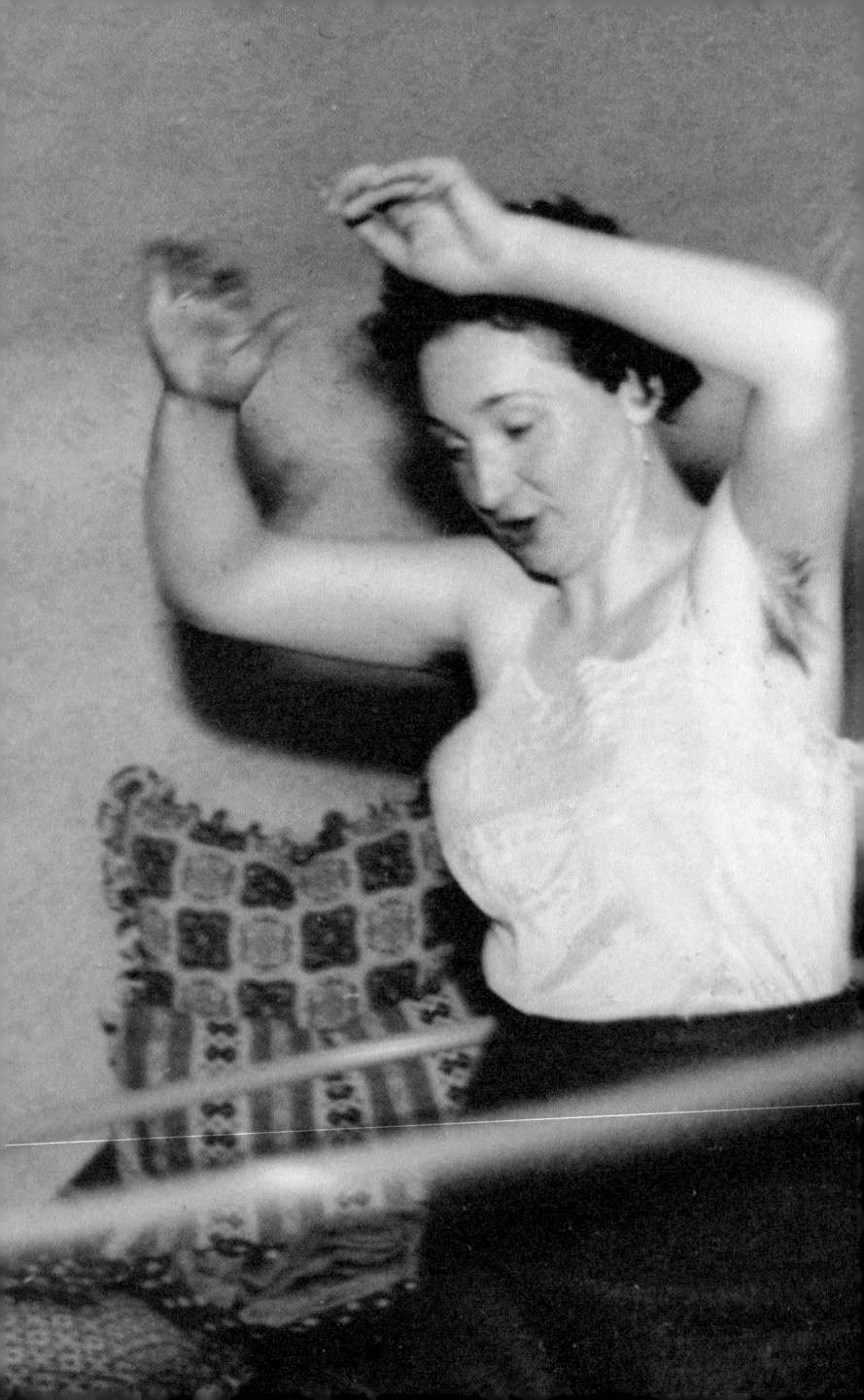

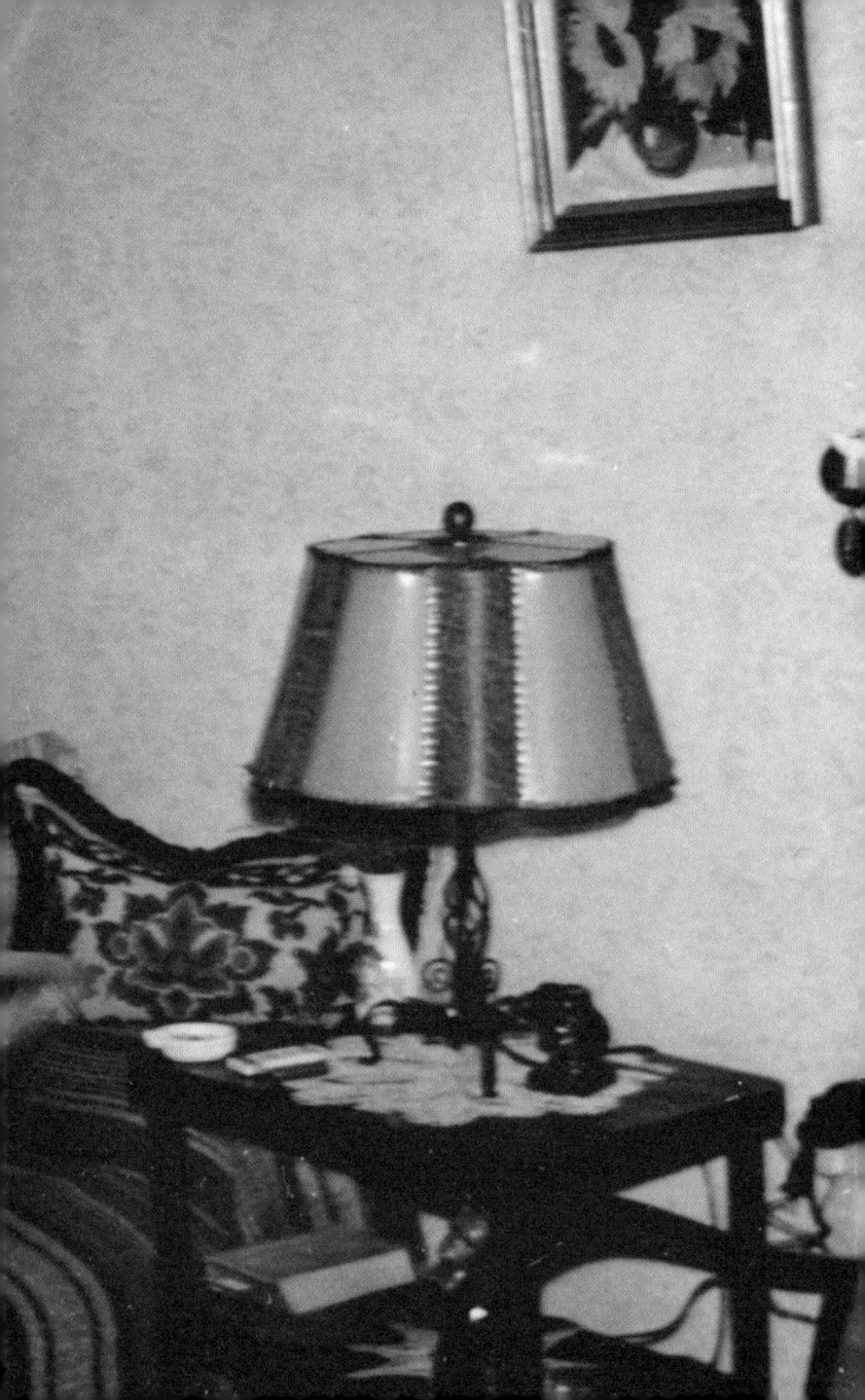

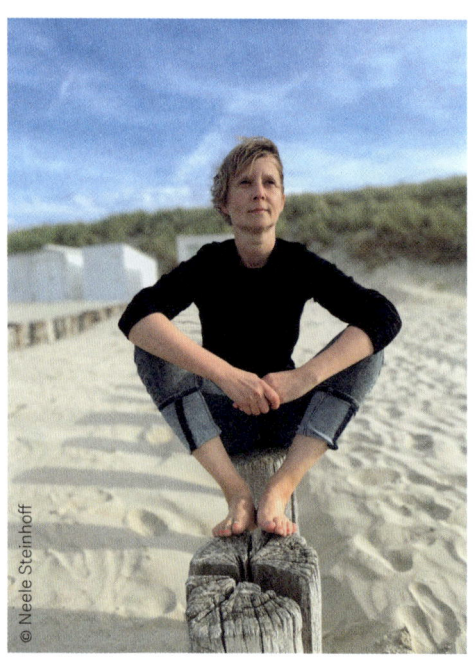

© Neele Steinhoff

CLAUDIA GRABOWSKI lebt in Bremen und greift gelegentlich zum Hula-Hoop, wenn sie nicht gerade auf irgendeinem Flohmarkt unterwegs ist. Die ausgebildete Videojournalistin und studierte Politikwissenschaftlerin hat eine Schwäche für das Meer, das Morbide, für alles Zurückgelassene, für alte Fotografien und die Geschichten dahinter. Nach »Frauen, die schaukeln« ist »Immer im Kreis« ihr zweites Buch, das im Carl Schünemann Verlag erschienen ist.

Mehr Infos unter www.claudiagrabowski.de und www.instagram.com/verinnerung

Von der ersten Idee über den Entstehungsprozess bis schließlich zur Publikation des Buches haben viele Menschen zum Gelingen des Projektes beigetragen. Ihnen allen danke ich sehr.

Für die Mitnahme in die Welt des Hooping geht ein besonderes Dankeschön an Alexandra Müller (www.froschkonzert.org) und an Isabella Ebner von HoopFlow (www.hoopflow.com). Wer gerne den Hula-Hoop ausprobieren, einen Workshop machen möchte oder Zubehör benötigt, der wird bei ihnen fündig.

Für die Expertise und Beantwortung meiner Fragen geht ein großer Dank an das Institut für Niederdeutsche Sprache in Bremen, an das Deutsche Fotomuseum in Markkleeberg, an das Staatsarchiv in Bremen und an Dr. Ulrich Menter vom Linden-Museum für Völkerkunde in Stuttgart.

Sollte sich irgendwo im Vorwort-Text ein Fehler eingeschlichen haben oder ein Dreher bei den Jahreszahlen der Fotografien vorkommen, so liegt dies in meiner alleinigen Verantwortung.

Ich danke Sergio Smerieri (www.sergiosmerieri.it) und Silke Thomalsky (www.instagram.com/siantho.art) sehr für den Fotoaustausch und für die geteilte Leidenschaft für die Vernacular Photography.

Für Anregungen, Anmerkungen und An-der-Seite-sein geht der beste Dank an Neele, Silke, Konni, Seppi, Lars und Christoph.

Ein besonderer Dank gebührt Susanne Grobien, Carsten Meyer-Heder, Christoph Weiss und ihoch5 – ohne ihre großzügige Förderung und Unterstützung wäre dieses Projekt nicht möglich gewesen.

Verwendete Quellen und Literaturhinweise

Jan Camp, Hoopdance Revolution, Mindfulness in motion, Arc Light Books, Berkeley California, 2013.

»Dividends: Grandson of Hula Hoop«, Time, 15. März 1982

Hamburgisches Wörterbuch, siebenundzwanzigste Lieferung, bearbeitet von Beate Hennig und Jürgen Meier, Wachholtz Verlag, Neumünster, 2004

Peter Kolakowski, Geschichte der Sozialgymnastik – Mit Bewegungsfreude Leib und Seele stärken, https://www.deutschland-funkkultur.de/geschichte-der-sozialgymnastik-mit-bewegungs-freude-leib-und-100.html, 2019

Hinrich Medau, Moderne Gymnastik. Lehrweise Medau – Ein Lehr- und Lesebuch der Modernen Gymnastik, Pohl, Celle, 1967

Dr. Ulrich Menter, Auf der Suche nach der Hawaiischen Nation, Dissertation, Georg-August-Universität Göttingen, 2009

Anna-Luise Wenske, Das Prinzip des Unsichtbaren – Untersuchung an ausgewählten Berliner Atelierfotografien des 19. Jahrhunderts, Hochschule für Technik und Wirtschaft Berlin, Fachbereich Gestaltung, Bachelorstudiengang Museumskunde, Berlin, 2009

Kathrin Werner, Die Jagd nach dem nächsten Hula-Hoop,
https://www.sueddeutsche.de/wirtschaft/wham-o-die-jagd-nach-
dem-naechsten-hula-hoop-1.4355291, 2019

Helena Schwarzenbeck, Hula-Hoop: Der erste Fitness Trend
erobert die Welt, Bayern 2, Radio Wissen, 7. September 2011

Tim Walsh, Wham-O Super Book, Celebrating 60 years inside the
fun factory, Chronicle Books, San Francisco, 2008

Christabel Zamor mit Ariane Conrad, Das Hula Hoop Workout,
riva Verlag, München 2010

Rekorde rund um den Hula-Hoop gibt es hier nachzulesen:
http://www.recordholders.org/de/list/hulahoop.html

Zur Geschichte des Hula-Hoop: https://www.gitta.at/informationen/
die-geschichte-des-hulahoop/

Film: The Hudsucker – Der große Sprung, Joel und Ethan Coen,
Warner Brothers, 1994

Dokumentation: The Hooping Life, Amy Goldstein,
Span Productions, 2010

immer im Kreis – *die Originale*

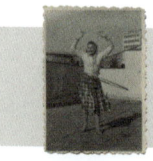

k. A.
6 x 8 cm

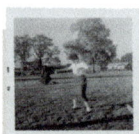

1959, USA
9 x 9 cm

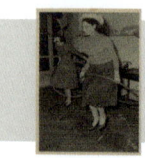

Paris
8,5 x 12,2 cm

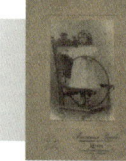

Rom
7,6 x 10 cm
ohne Papperahmen

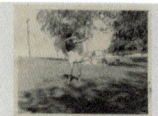

USA
12,4 x 9,3 cm

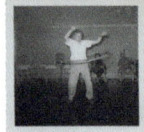

USA
9 x 9 cm

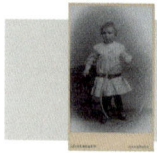

Hannover
6,3 x 10,4 cm

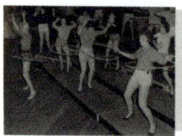

1958, London
18 x 13 cm

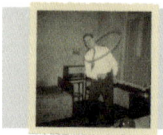

1960,
Frankreich
6,2 x 6,2 cm

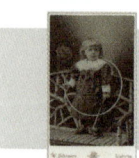

Lehrte
6,4 x 10,3 cm

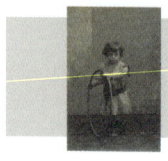

1910
8,8 x 13,7 cm

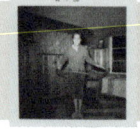

1958, USA
9 x 9 cm

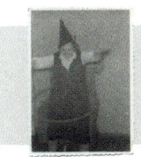

k. A.
7 x 10,2 cm

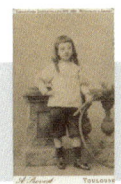

Frankreich
6,1 x 10,4 cm

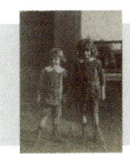

Frankreich
6 x 8,7 cm

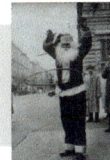

1958, Rom
13 x 18 cm

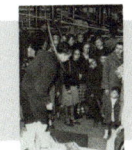

1958, Paris
13 x 18 cm

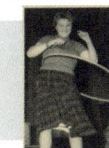

1958, Berlin
8,7 x 13,7 cm

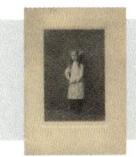

k. A.
10,2 x 14,7 cm
ohne Papperahmen

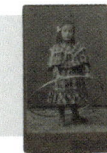

Ludwigshafen
6,4 x 10,4 cm

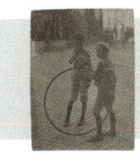

Italien
10,4 x 7,9 cm

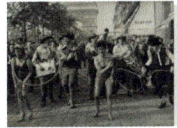

1958, Paris
18 x 13 cm

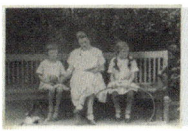

k. A.
14,7 x 10,5 cm

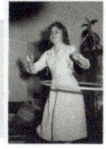

k. A.
7,4 x 10,3 cm

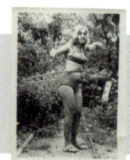

1960er, Russland
9 x 12 cm

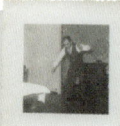

1960, Paris
8,3 x 8,7 cm

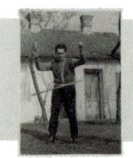

Serbien
8,7 x 11,7 cm

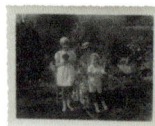

k. A.
9 x 7 cm

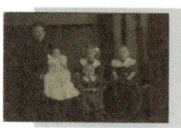

Delmenhorst
16,5 x 10,5 cm

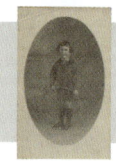

1910, Frankreich
8,7 x 13,6 cm

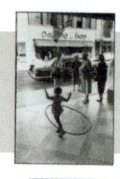

1958, USA
20,4 x 25,3 cm

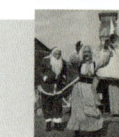

1958, Befana
13 x 18,4 cm

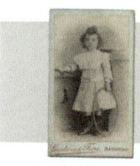

Frankreich
6,3 x 10,5 cm

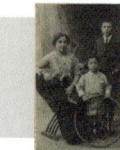

Italien
8,5 x 13,5 cm

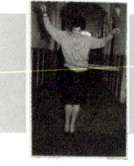

1960
8,7 x 13,2 cm

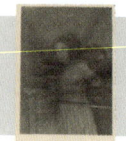

k. A.
7,2 x 9,7 cm

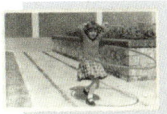

Griechenland
13,3 x 8,4 cm

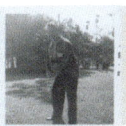

1958, USA
9 x 9 cm

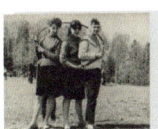

**1970er,
Russland**
12 x 9 cm

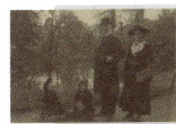

k. A.
13,5 x 8,7 cm

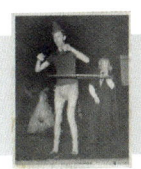

1959, Chicago
20,6 x 25,4 cm

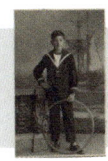

Italien
8,5 x 13,2 cm

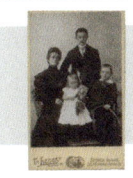

Bremen
10,5 x 16,5 cm

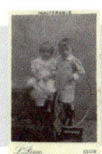

Lyon
10,7 x 16,4 cm

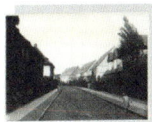

1932, Berlin
17,8 x 12,8 cm

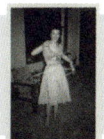

Paris
6,8 x 9,8 cm

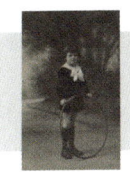

k. A.
8,3 x 13,3 cm

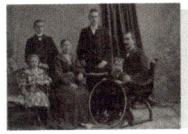

k. A.
16,5 x 11,5 cm

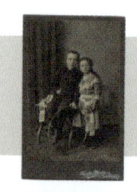

Burgdorf
10,7 x 16,7 cm

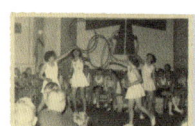

k.A.
13,7 x 8,6 cm

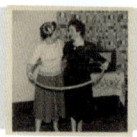

k.A.
9 x 9 cm

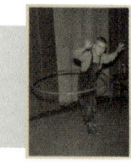

k.A.
7,3 x 10,2 cm

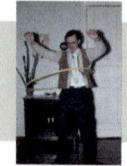

1960er
Foto vom Dia

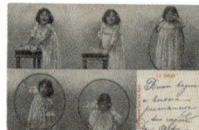

Rimini
14 x 9 cm

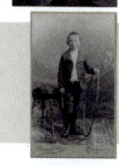

Chemnitz
6,3 x 10,4 cm

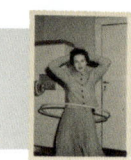

k.A.
7,2 x 10,2 cm

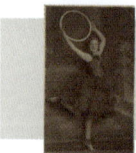

Russland
8,6 x 13,7 cm

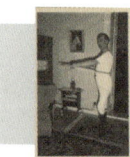

k.A.
6 x 8,9 cm

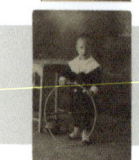

Berlin
9 x 13,4 cm

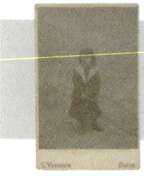

k.A.
10,7 x 16,4 cm

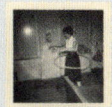

k.A.
6,6 x 6,6 cm

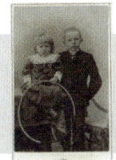

Lehrte
6,4 x 10,3cm

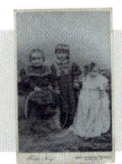

Questenberg-Meissen
10,9 x 16,7 cm

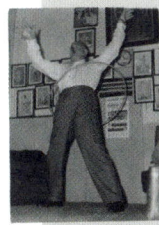

**1958,
London**
10,3 x 20,7 cm

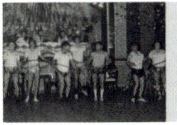

Wolgast
14,8 x 10,5 cm

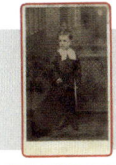

k.A.
6,3 x 10,5 cm

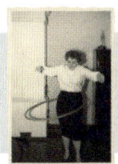

Berlin
7,1 x 10,2 cm

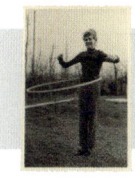

**1959,
Deutschland**
7 x 10,3 cm

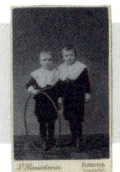

Hannover
6,3 x 10,3 cm

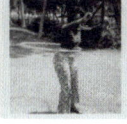

USA
9 x 9 cm

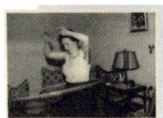

k.A.
10 x 7 cm

Die Deutsche Nationalbibliothek verzeichnet diese Publikation in der
Deutschen Nationalbibliografie; detaillierte bibliografische Daten sind im
Internet über http://dnb.dnb.de abrufbar.

© Carl Ed. Schünemann KG, Bremen
www.schuenemann-buchverlag.de

1. Auflage 2023

Texte und Sammlung: Claudia Grabowski
Redaktion: Caroline Simonis
Covergestaltung: Karin Hannemann
Satz und Buchgestaltung: Karin Hannemann
Gesamtherstellung: Carl Schünemann Verlag

Printed in EU 2023 | ISBN 978-3-7961-1184-6

Besuchen Sie uns auch auf Facebook und Instagram.
@carlschuenemannverlag / @verinnerung
Carl Schünemann Verlag

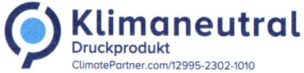

Klimaneutral
Druckprodukt
ClimatePartner.com/12995-2302-1010